螺旋肌肉链训练
治疗脊柱侧弯、过度前后凸和姿势不正

[捷克] 理查德·施米西科 ｜ 凯瑟琳·施米西科娃 ｜ 苏珊·施米西科娃 ｜ 阿莱娜·波麦洛娃 ／著

隋鸿锦 ｜ 于胜波 ｜ 李哲 ／主译

电子工业出版社
Publishing House of Electronics Industry
北京·BEIJING

译者名单

主　译：

隋鸿锦	大连医科大学
于胜波	大连医科大学
李　哲	广东医科大学

副主译：

郑　楠	大连医科大学
张健飞	大连医科大学
郑　硕	大连医科大学附属第二医院
张志宏	大连医科大学
李菲菲	大连医科大学
朱炜楷	大连医科大学附属第一医院
迟彦艳	大连医科大学
付　媛	广东医科大学
隋雪君	大连金石滩生命奥秘博物馆

译者序

2017年，"人体的奥秘"巡回展览在捷克布拉格举办。其后不久，我便收到了署名为理查德·施米西科的来信。在信中理查德提到他参观了"人体的奥秘"展览，对展出的人体标本非常欣赏；希望能够与我建立合作关系，并且希望我授权他使用展览中的一些图片。因为经常收到此类来信，我并没有太在意，只是客气地回信表示感谢，同时希望能对他的工作有更多的了解。

随后，理查德便通过邮件发来了他的PPT，简要地介绍了他的工作。为了展示合作计划，他还专门附上了用"人体的奥秘"展览中的标本图片做出的螺旋肌肉链理论说明。

他的PPT让我睁大了眼睛。"上工治未病"，健康对人生的重要性是不言而喻的。理查德独创的螺旋稳定理论是一种全新的健身理论，有科学性，同时又简易可行，在现今的中国社会一定会有巨大的需求，对中国的全民健康事业一定会有很大的促进作用。

所以我立即向理查德发出了邀请，希望他能尽快到大连访问，当面交流。

2017年12月，理查德借出访韩国之机，顺路来到了大连，并在12日下午在大连医科大学的解剖学教研室做了学术报告。这是他在中国的首场学术报告。

谈起肌肉链，谈起螺旋稳定，理查德滔滔不绝，甚至让人难以插话。原定40分钟的报告，理查德一口气讲了2个小时。当讲到康复训练治疗脊柱侧弯的时候，理查德展示了几个案例的照片。这时，专程从深圳飞到大连的著名康复培训师、广东医科大学解剖学教研室的李哲老师情不自禁地鼓起掌来。

康复治疗是近年来在国际上备受瞩目和认可的一种治疗手段，国内也开始了这方面的探索。通过康复手法对背痛、脊柱侧弯甚至椎间盘突出进行治疗，是对患者的肌肉进行自身重塑。这不仅避免了过度医疗，减轻了患者的痛苦和经济负担；更重要的是它治本而非治标，是彻底治疗。它可以让患者过上正常的生活，重新走入社会。

12日当晚，我们三名主译便和理查德达成共识，会尽快翻译他的作品并在中国出版，推广这项技术。我们确信理查德的理论及康复方法一定会在中国得到广泛的应用，并一定会为中国的全民健康做出巨大贡献。

隋鸿锦

螺旋肌肉链运动稳定

Serratus Anterior（SA）——前锯肌
Pectoralis Major（PM）——胸大肌

Trapezius（TR）——斜方肌
Latissimus Dorsi（LD）——背阔肌

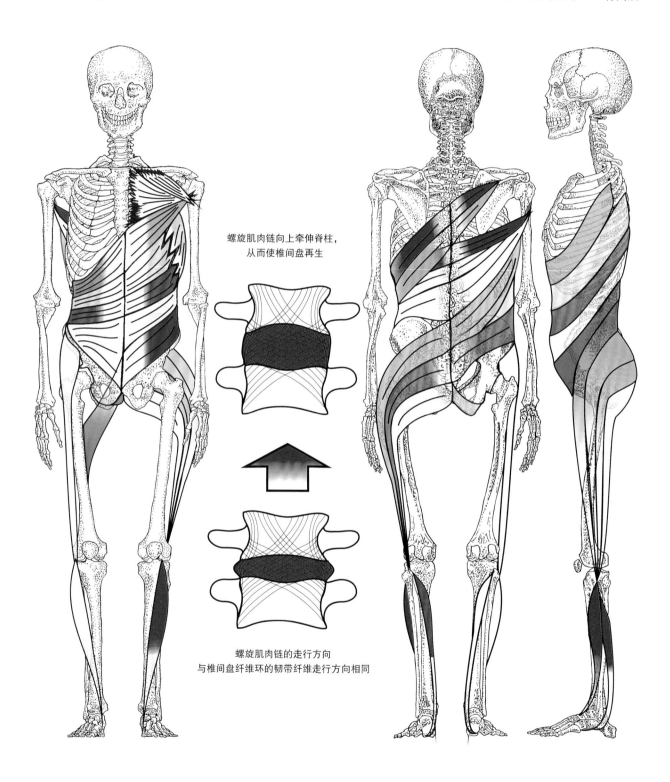

螺旋肌肉链向上牵伸脊柱，
从而使椎间盘再生

螺旋肌肉链的走行方向
与椎间盘纤维环的韧带纤维走行方向相同

垂直肌肉链静态稳定

Rectus Abdominis（RA）——腹直肌
Iliopsoas（IP）——髂腰肌

Erector Spinae（ES）——竖脊肌
Quadratus Lumborum（QL）——腰方肌

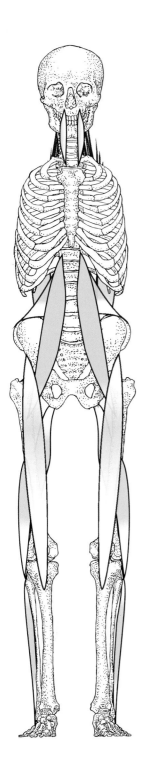

垂直肌肉链向下压迫脊柱，
导致椎间盘退变

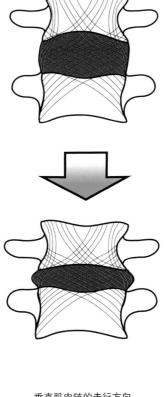

垂直肌肉链的走行方向
与椎间盘纤维环的韧带纤维走行方向完全不同

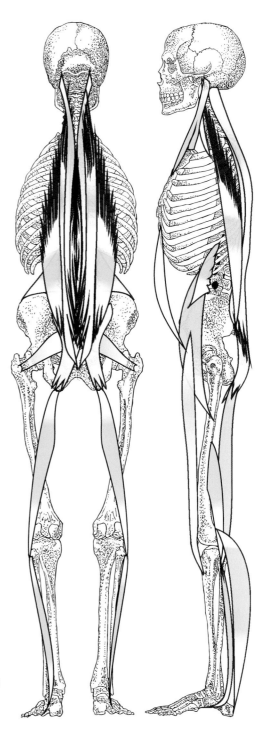

目　录

　　造成脊柱侧弯的原因是肩带、盆带和躯干不对称的肌肉失衡，核心被破坏。有必要消除肌肉虚弱和短缩的状态，并且创造核心稳定的运动模式，特别是步态的协调性。

　　这不能通过穿束身衣或手术来实现！

　　为了创造一个可伸展可缩短的肌肉束带，教会大脑正确的运动和行走步态，训练是非常必要的。

　　训练必须在身体垂直轴进行，斜轴和水平轴运动会加重脊柱侧弯。

注：本书中的"训练"序号为作者自创技术的编号，同一个训练名下有多个动作，因而书中会出现训练名相同而动作不同的情况。特此说明。

第一章
脊柱侧弯治疗方案

使用螺旋稳定肌肉束带治疗脊柱侧弯的方案

X 线诊断

我们通常在治疗脊柱侧弯之前进行X线检查，之后再用X线检查来评估疗效。

脊柱侧弯患者的主要障碍如下。

脑（中枢神经系统）运动控制障碍：

◎ 中枢性运动障碍会引起运动不协调，尤其影响步态。

肌肉失调：

◎ 肩带肌、盆带肌和躯干肌中的不对称性失衡。

骨骼疾病：

◎ 下肢短缩、脊柱和骨盆等畸形。

脊柱的适应性改变：

◎ 如有肌肉失调或骨骼疾病，脊柱通常形成弯曲来进行矫正；

◎ 不调整肌肉，脊柱侧弯不可能被治愈。

治疗

螺旋稳定肌肉束带治疗脊柱侧弯需要基于X线诊断、与体态有关的肌肉诊断和运动分析。

对外周部分的调节：

◎ 通过训练纠正肩带、盆带和躯干外周的肌肉失衡；

◎ 通过训练建立肌肉束带；

◎ 训练正确协调的步态及健康的行走方式；

◎ 在中心平面上使用肌肉束带矫直脊柱，帮助脊柱恢复自然的生理弯曲。

对中心部分的调节：

◎ 建立正确的运动方式和它们的固定核心。

正确运动的原则：

◎ 躯干的轴线姿态——我们只在垂直轴上训练；

◎ 建立肩带、盆带和躯干的肌肉平衡；

◎ 在肩带、盆带和躯干上获得足够的运动范围，特别是向后的运动；

◎ 建立正确的步态协调性和稳定性。

悬吊手法技术可以确实地、显著地加速治疗。

脊柱侧弯患者必须接受医生的随访及检查：发育中的儿童需要每年检查4次，成人每2年检查1次。

评估脊柱侧弯好转或恶化的唯一标准是通过X线测量Cobb角和评估侧弯的形态。

有必要为脊柱康复建立一个新的学科。对医生来说，这意味着需要特别在以下领域进行继续教育：康复学、骨科学、神经病学、风湿病学、运动医学、全科医学、儿科学。我们认为应该在诊断、预防和治疗领域开展国际合作，应当着重强调X线、CT和MRI图像的质量，利用结构诊断来制订康复计划。

肌肉链的解剖和功能

螺旋肌肉链为健康人群提供了自然的运动稳定性。每个健康儿童的螺旋肌肉链都具有正确的运动方式。如果有健康的生活方式就可以一直维持这种运动方式。当出现异常时，我们可以通过训练来恢复肌肉链的正确运动。

对肌肉链活动影响最大的时期是在校期间。久坐学习会影响肌肉链的螺旋稳定，最终扰乱步态的协调性和稳定性。有必要通过每天至少1小时的螺旋稳定训练来恢复中小学生的运动功能。这个建议也适用于体育学校，因为大多数体育运动会导致和加重肌肉失衡。有些运动实际上就是以脊柱侧弯的姿态（如高尔夫、网球、游泳、曲棍球等）来进行的。

要了解螺旋肌肉链的基本解剖知识，你需要了解30块肌肉。想要完全了解肌肉链的解剖和功能，就需要了解所有肌肉。

防治脊柱侧弯需要以下人员或方面的配合：

- ◎ 儿童；
- ◎ 父母；
- ◎ 学校，特别是体育教师；
- ◎ 健康运动教练、按摩师；
- ◎ 物理治疗师（康复人员）；
- ◎ 医生；
- ◎ 国家各级层面的组织机构。

以下简要介绍一些需要做的工作。

首先需要有一份医嘱，内容包括：

- ◎ 鉴别诊断；
- ◎ 结构诊断；
- ◎ 肌肉分析；
- ◎ 制订短期和长期康复计划。

物理治疗师：

- ◎ 详细分析肌肉系统；
- ◎ 指导患者进行锻炼，以获得身体的轴心姿态、达成肌肉平衡、肩带和盆带肌肉有充分的运动范围（尤其是向后运动），以及足够的脊柱活动度；
- ◎ 使用悬吊手法技术进行训练；
- ◎ 教导患者的父母或伴侣督促患者训练，这样患者可以在家中接受父母或伴侣的监督；
- ◎ 带领完成"返校"教育计划（10课时）。

完成了螺旋肌肉链训练1～6课程的治疗师才能治疗脊柱侧弯。课程内容包含以神经生理学为基础的训练（至少160课时）。

学校：

- ◎ 预防性群体训练；
- ◎ 治疗性体育课程；
- ◎ 在体育课或学校活动小组中训练。

医生掌控训练的结果，内容包括：

- ◎ X线图像；
- ◎ 体态和肌肉系统；
- ◎ 训练的正确实施；
- ◎ 步态的协调性。

第二章
脊柱侧弯 X 线诊断

X 线——正位片，前后位翻转成为后前位

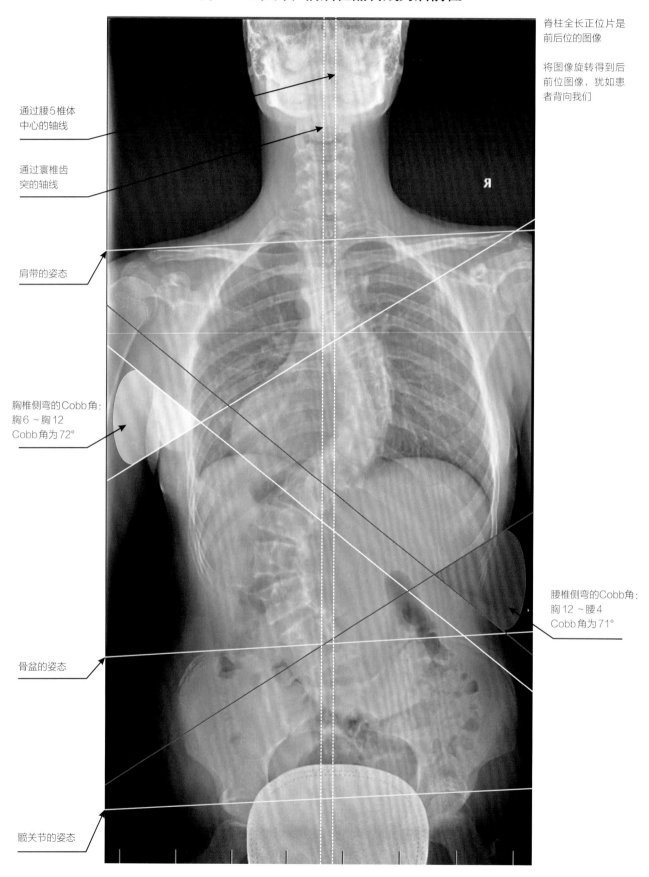

脊柱全长正位片是前后位的图像

将图像旋转得到后前位图像，犹如患者背向我们

通过腰5椎体中心的轴线

通过寰椎齿突的轴线

肩带的姿态

胸椎侧弯的Cobb角：
胸6～胸12
Cobb角为72°

腰椎侧弯的Cobb角：
胸12～腰4
Cobb角为71°

骨盆的姿态

髋关节的姿态

　　这是一位15岁女孩的X线图像，是她的第一个脊柱侧弯证据，感谢她父母的观察。这就是为什么我们希望脊柱治疗领域的医生和物理治疗师能够加强教育、提高认识。

X 线——侧位片

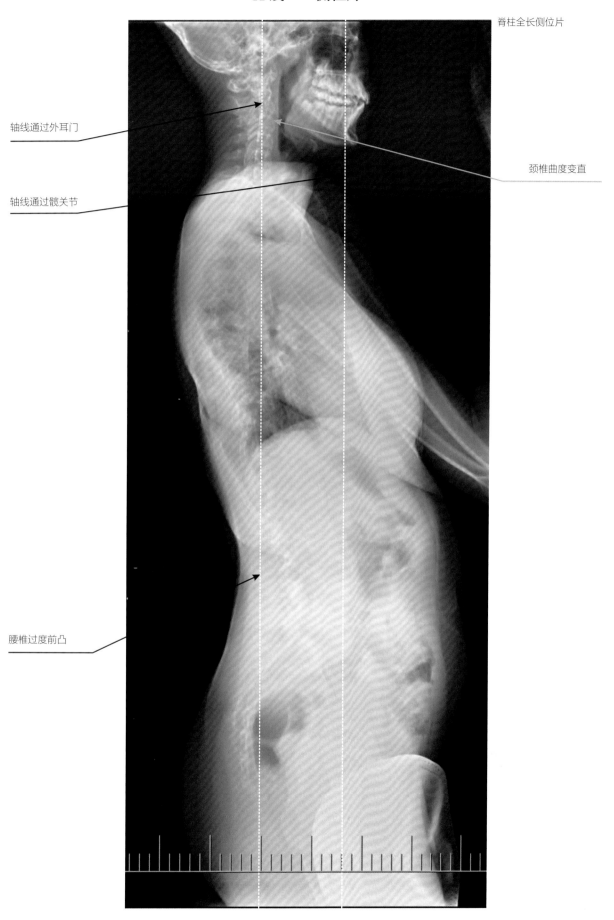

脊柱全长侧位片

轴线通过外耳门

颈椎曲度变直

轴线通过髋关节

腰椎过度前凸

脊柱全长侧位片

诊断脊柱侧弯需要大幅面正侧位 X 线检查

没有大幅面的正侧位X线图像，就不能诊断脊柱侧弯！

X线图像不可替代！

X线检查可以为脊柱侧弯做出鉴别诊断，区分特发性脊柱侧弯和由下肢短缩、发育异常、椎体骨折、脊柱炎症、肿瘤和转移癌、椎体感染性疾病、骨质疏松症等疾病引起的代偿性脊柱侧弯。进一步的临床和实验室检查可诊断神经性脊柱侧弯和肌病性脊柱侧弯等。

脊柱侧弯的X线检查必须按照以下方式进行：

◎ 站立位（绝不可卧位拍片）；

◎ 全长片（可以由多个图像组合而成）；

◎ 同时拍摄正位和侧位。

先在没有穿束身衣的情况下进行X线检查，然后穿着束身衣进行X线检查。通过对比，分析穿束身衣情况下的弯曲是减小了还是增大了。

如果患者因下肢不等长而永久性地佩戴嵌入式支具，他必须佩戴支具拍片。

X线检查必须包括这些结构：

◎ 双髋关节；

◎ 整个骨盆；

◎ 整个脊柱；

◎ 颅骨的下半部分；

◎ 肩带。

侧弯角度大于30°的发育期儿童，每年进行4次正侧位X线检查。侧弯角度不大且稳定的发育期儿童，可每年检查1次。当发育期儿童年身高增长达到5cm及以上时，通常每3个月进行1次X线检查。已经停止发育的成年患者，每4年进行1次X线检查。

通过MRI检查明确椎间盘损伤的情况，如有椎体畸形则进行CT检查。

X线图像上必须包括：

◎ 标尺；

◎ 铅垂线；

◎ 网格。

我们测量Cobb角，需要比较：

◎ 弯曲的形态；

◎ 髋关节的姿势；

◎ 骨盆的姿势；

◎ 肩带的姿势；

◎ 头部的姿势。

有些X线设备可以形成3D图像。

X 线——结构性侧弯

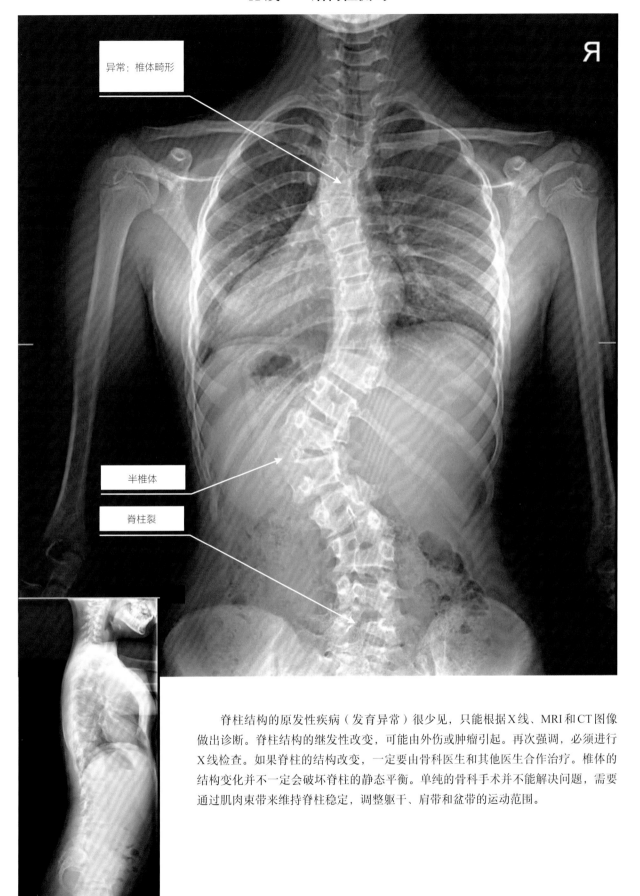

异常：椎体畸形

半椎体

脊柱裂

　　脊柱结构的原发性疾病（发育异常）很少见，只能根据X线、MRI和CT图像做出诊断。脊柱结构的继发性改变，可能由外伤或肿瘤引起。再次强调，必须进行X线检查。如果脊柱的结构改变，一定要由骨科医生和其他医生合作治疗。椎体的结构变化并不一定会破坏脊柱的静态平衡。单纯的骨科手术并不能解决问题，需要通过肌肉束带来维持脊柱稳定，调整躯干、肩带和盆带的运动范围。

第三章
治疗脊柱侧弯
的成功案例

Michael——肌肉和形体的改变

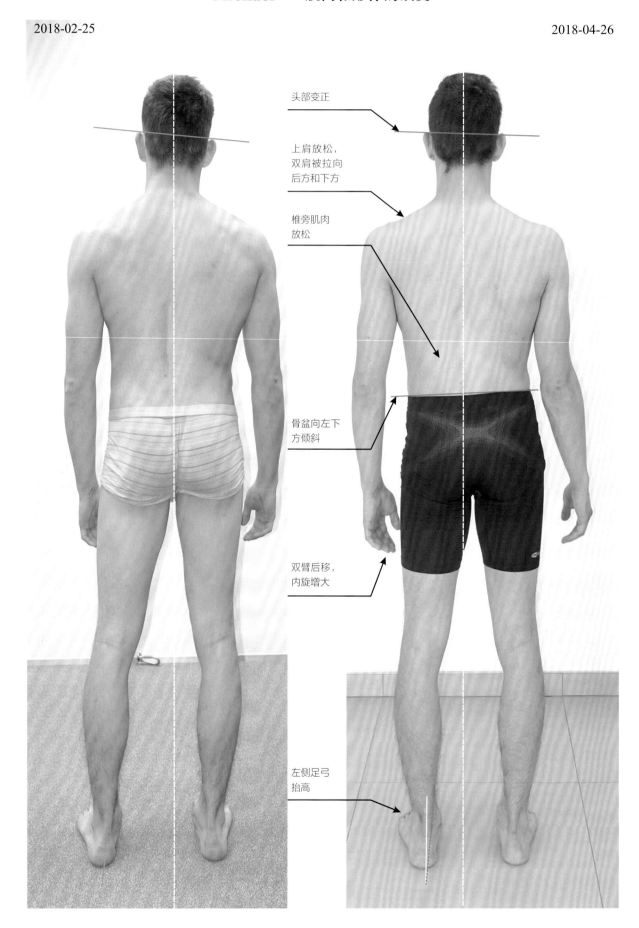

头部变正

上肩放松，
双肩被拉向
后方和下方

椎旁肌肉
放松

骨盆向左下
方倾斜

双臂后移，
内旋增大

左侧足弓
抬高

Michael——Cobb 角

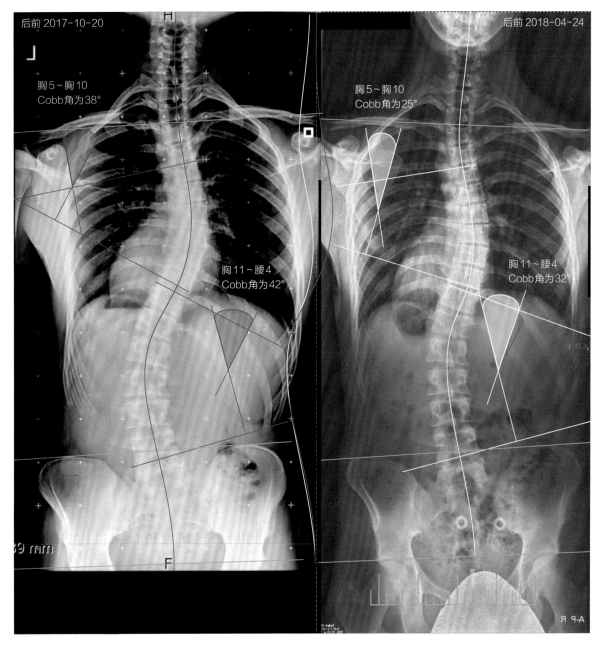

Michael 18 岁，发育停止，肌肉整体表现为运动范围受限的高张力型。

他是一名生活在斯洛伐克的中学生，医生建议他进行内固定手术。

他选择了螺旋肌肉链训练保守治疗，并在学校接受了个体化的教学方案。

2018 年 2 月，他参加了一个为期 4 天的肌肉链训练课程，每天进行 1 小时的悬吊手法治疗。他在家每天锻炼 6 次，每次 30 分钟，但没有手法治疗。

Michael 治疗开始时肩胛骨、腹部及臀部肌肉的下固定肌轻微减弱。他的左腿短缩，使得骨盆左侧下降。在髋部屈肌被牵伸后，仅用鞋垫就可以永久地支持左腿。在一开始，髋关节伸展为右侧 -2cm，左侧 -4cm；2 个月后双侧都是 5cm。这 2 个月胸弯由 38° 减少到 25°，改善 13°；腰弯由 42° 减少到 32°，改善 10°。运动治疗需要持续到弯曲被矫正。Michael 下一步的训练将升级至越野健走，然后是跑步。

结　论

Cobb 角 40° 左右的脊柱侧弯可以在 2 个月内改善 10°，但是这需要每天 6 次，每次 30 分钟的训练来完成。最重要的是在假期开展训练（这时不用像在学校那样坐着），并且摒弃所有不健康的运动。

Michael——体态、运动范围

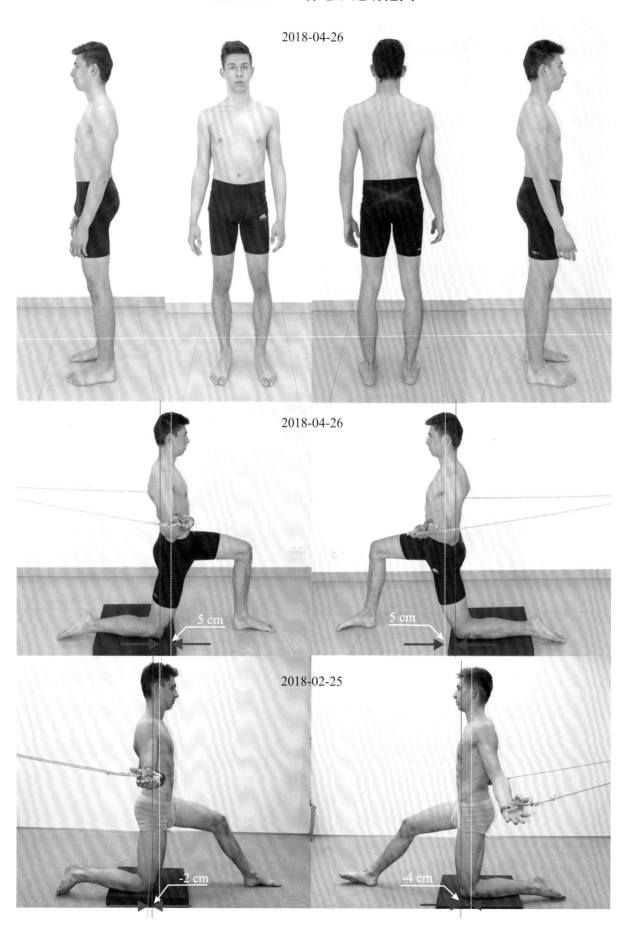

2018-04-26

2018-04-26

5 cm   5 cm

2018-02-25

-2 cm   -4 cm

Caroline——Cobb 角

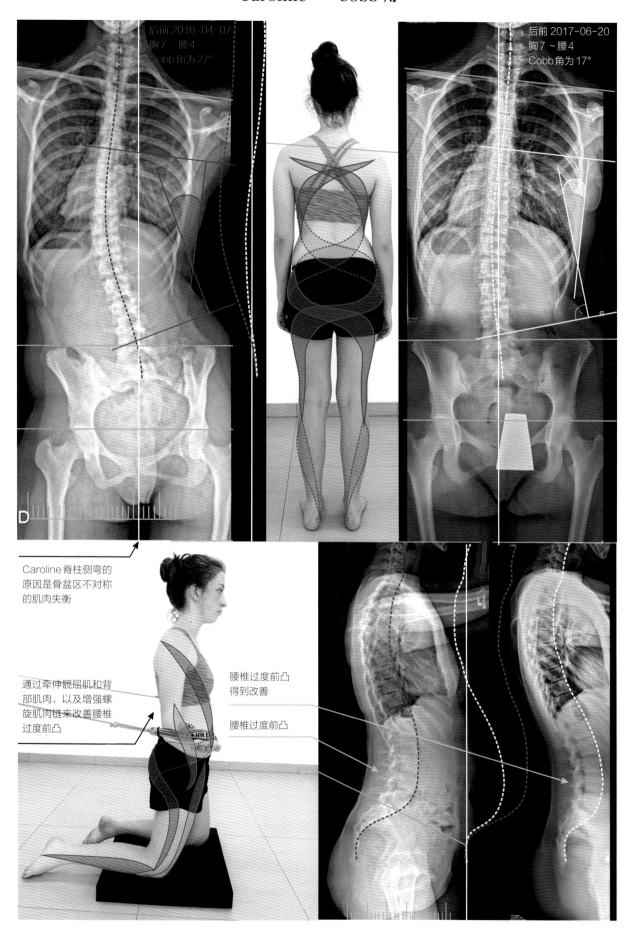

后前 2016-04-07
胸7～腰4
Cobb角为27°

后前 2017-06-20
胸7～腰4
Cobb角为17°

D

Caroline脊柱侧弯的
原因是骨盆区不对称
的肌肉失衡

通过牵伸髋屈肌和背
部肌肉，以及增强螺
旋肌肉链来改善腰椎
过度前凸

腰椎过度前凸
得到改善

腰椎过度前凸

Caroline——肌肉失衡

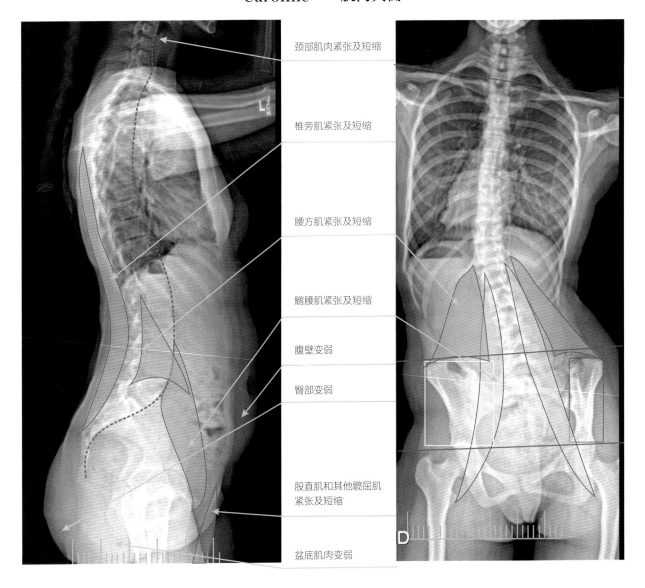

颈部肌肉紧张及短缩

椎旁肌紧张及短缩

腰方肌紧张及短缩

髂腰肌紧张及短缩

腹壁变弱

臀部变弱

股直肌和其他髋屈肌
紧张及短缩

盆底肌肉变弱

Caroline脊柱侧弯的原因是肩带和盆带不对称的肌肉失衡。

Caroline 16岁，发育停止，肌肉整体表现为运动范围受限的低张力型。

她生活在美国堪萨斯州，保守治疗无效，医生建议她接受内固定手术。

2016年，她在母亲的陪同下参加了我们中心的一个为期4天的脊柱侧弯训练课程，接下来的3天接受了个体化治疗。之后的1年，她每天放学后坚持训练。她的母亲每天指导她5分钟，并监督她训练20分钟。

1年后，我们进行了为期1周的对照检查。

Caroline 治疗开始时骨盆向右旋转，这是因为右髋屈肌短缩。骨盆前倾，右髋前移，训练使她骨盆的姿态得到矫正。左肩抬高的问题仍然存在，需要加强左肩的下移训练。整个身体左移，要强调身体的抬高及右移训练。侧位片显示存在的腰椎过度前凸已经通过训练得到了改善。侧弯由27°减小到17°，改善了10°。运动治疗需要持续到弯曲被矫正。

结　论

Cobb角30°左右的脊柱侧弯患者通过1年的肌肉束带协调训练可以改善10°。最重要的是在假期坚持训练（这时不用像在学校那样坐着），并且摒弃所有不健康的运动。所有的肌肉失衡都必须通过训练来消除。穿束身衣会影响治疗。

ELEN

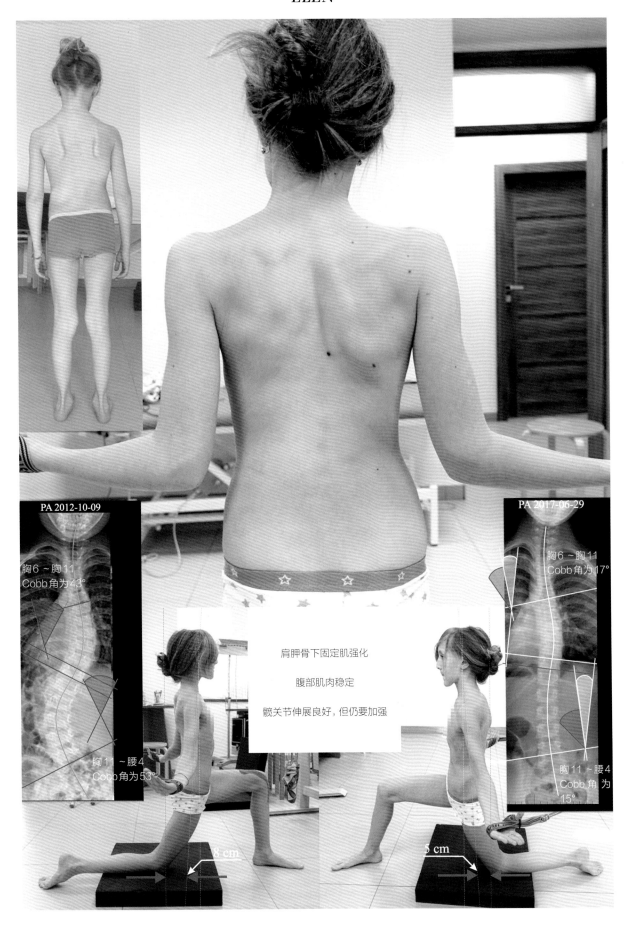

PA 2012-10-09

胸6～胸11
Cobb角为43°

胸11～腰4
Cobb角为53°

PA 2017-06-29

胸6～胸11
Cobb角为17°

胸11～腰4
Cobb角为15°

肩胛骨下固定肌强化

腹部肌肉稳定

髋关节伸展良好，但仍要加强

8 cm

5 cm

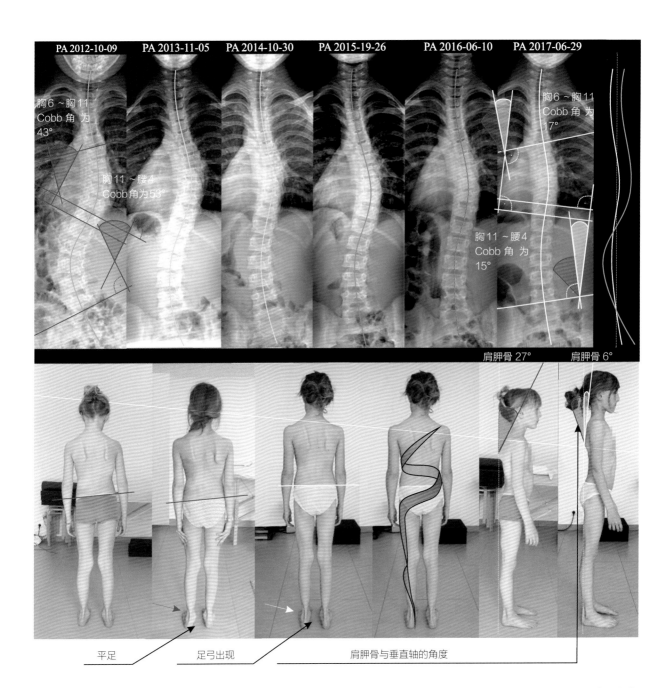

PA 2012-10-09   PA 2013-11-05   PA 2014-10-30   PA 2015-19-26   PA 2016-06-10   PA 2017-06-29

胸6～胸11
Cobb角为
43°

胸11～腰4
Cobb角为53°

胸6～胸11
Cobb角为
17°

胸11～腰4
Cobb角为
15°

肩胛骨27°   肩胛骨6°

平足   足弓出现   肩胛骨与垂直轴的角度

这是Elen 4～9岁的变化，她仍处于发育期，肌肉整体表现为运动范围受限的低张力型。她生活在捷克，曾考虑接受内固定手术，但考虑到她的年龄，手术非常不合适。起初她是个多动的孩子，不能配合门诊随诊及门诊治疗。她的母亲学习了训练方法，这样Elen可以每天在家中训练5分钟。训练让她变得更加专注，从而变成一名非常优秀的学生。最后一次随诊，她和治疗师一起进行了3小时的训练，并且可以充分配合。在她的家乡，她每周接受2次手法治疗，并在物理治疗师的指导下进行矫正训练。她每天训练3次，分别为早上、放学后和晚上，各20分钟。

Elen治疗初期，肩胛骨的下固定肌、腹部和臀部肌肉严重减弱，左足扁平导致了骨盆向左倾斜。治疗后最大的进步是左侧足弓抬高，这得益于单腿训练。5年的治疗使腰弯从53°减小到15°，改善了38°，胸弯从43°减小到17°，改善了26°。运动治疗至少要进行到发育结束，当然更佳的选择是终身训练。

结　论

Cobb角50°左右的学龄前儿童必须尽早治疗。治疗师、家长、学校老师一起为孩子进行训练。训练需要每小时进行5～10分钟。在肋木上训练非常有效。儿童需要充分进行各种训练，尤其是走路和跑步。我们要求学校每天安排1～3小时的体育治疗。

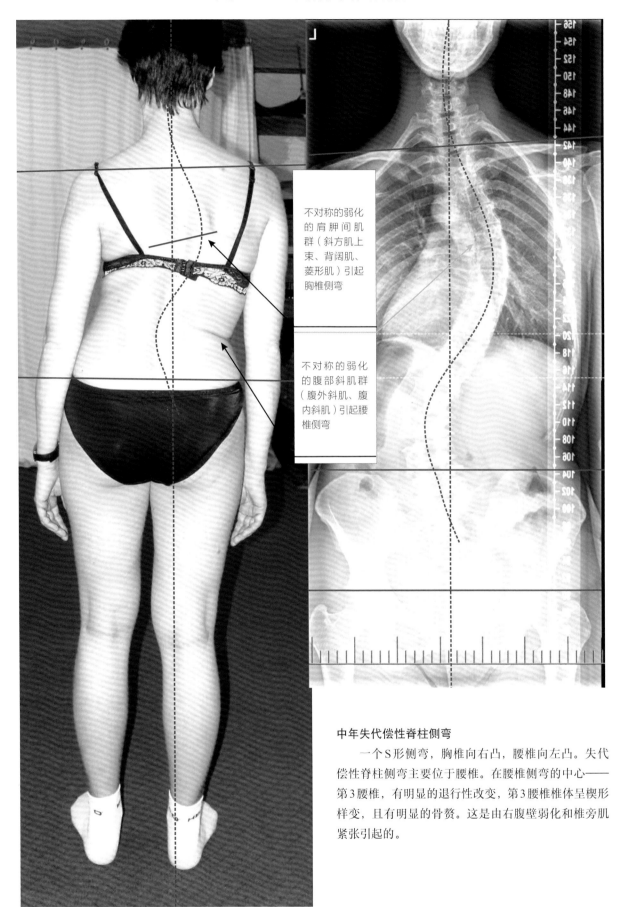

不对称的弱化的肩胛间肌群（斜方肌上束、背阔肌、菱形肌）引起胸椎侧弯

不对称的弱化的腹部斜肌群（腹外斜肌、腹内斜肌）引起腰椎侧弯

中年失代偿性脊柱侧弯

一个S形侧弯，胸椎向右凸，腰椎向左凸。失代偿性脊柱侧弯主要位于腰椎。在腰椎侧弯的中心——第3腰椎，有明显的退行性改变，第3腰椎椎体呈楔形样变，且有明显的骨赘。这是由右腹壁弱化和椎旁肌紧张引起的。

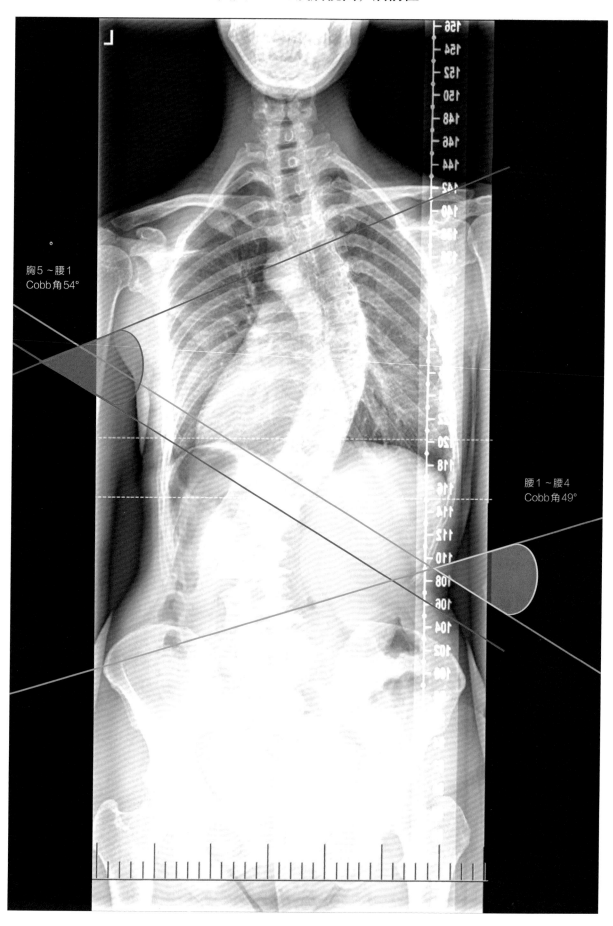

胸 5 ~ 腰 1
Cobb 角 54°

腰 1 ~ 腰 4
Cobb 角 49°

T 夫人——肌肉失衡

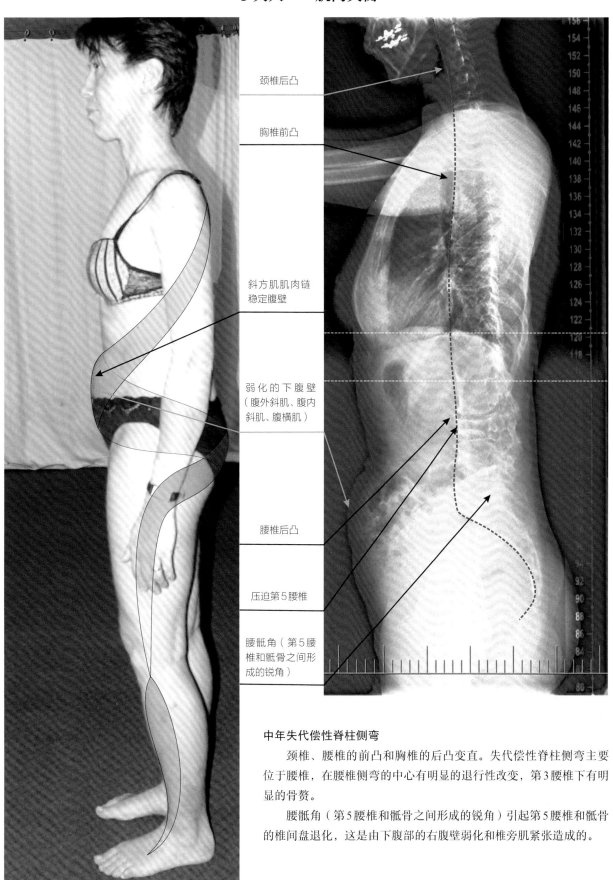

颈椎后凸

胸椎前凸

斜方肌肌肉链
稳定腹壁

弱化的下腹壁
（腹外斜肌、腹内
斜肌、腹横肌）

腰椎后凸

压迫第5腰椎

腰骶角（第5腰
椎和骶骨之间形
成的锐角）

中年失代偿性脊柱侧弯

  颈椎、腰椎的前凸和胸椎的后凸变直。失代偿性脊柱侧弯主要
位于腰椎，在腰椎侧弯的中心有明显的退行性改变，第3腰椎下有明
显的骨赘。

  腰骶角（第5腰椎和骶骨之间形成的锐角）引起第5腰椎和骶骨
的椎间盘退化，这是由下腹部的右腹壁弱化和椎旁肌紧张造成的。

T 夫人——肌肉压迫脊柱，引起脊柱变形

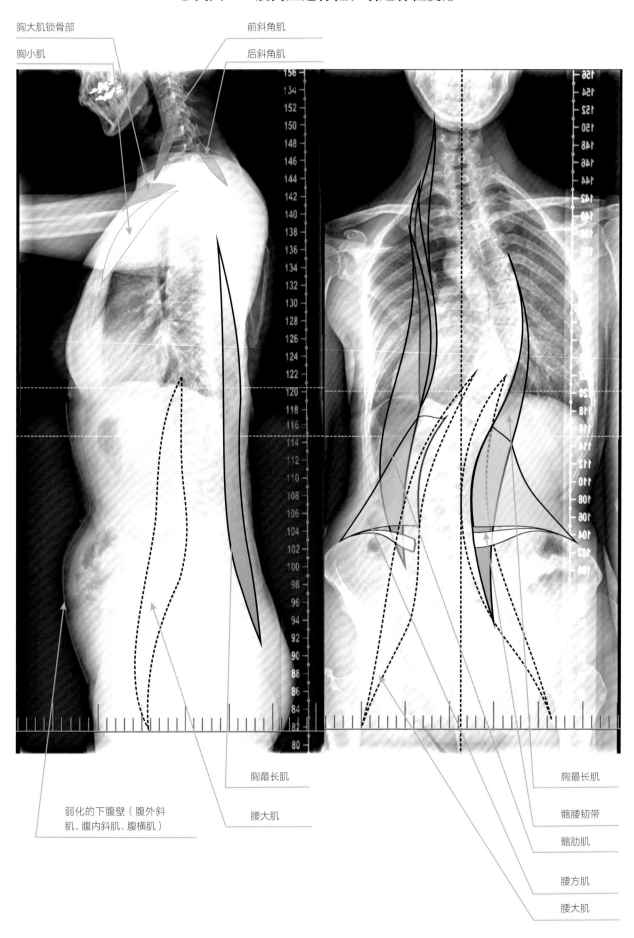

胸大肌锁骨部

胸小肌

前斜角肌

后斜角肌

弱化的下腹壁（腹外斜肌、腹内斜肌、腹横肌）

胸最长肌

腰大肌

胸最长肌

髂腰韧带

髂肋肌

腰方肌

腰大肌

T 夫人——肌肉失衡——螺旋肌肉链训练治疗

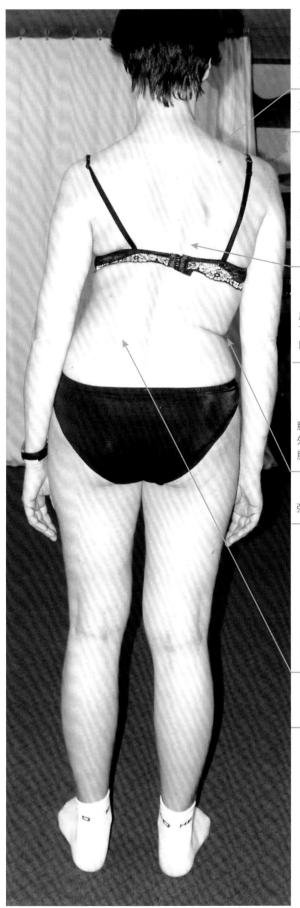

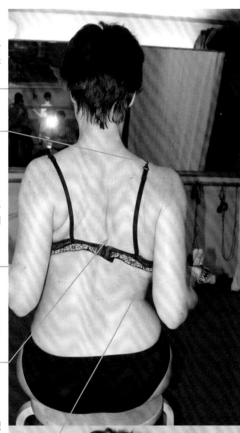

肩上部肌肉（斜方肌、肩胛提肌）紧张

放松肩上部肌肉

肩胛间肌群（斜方肌上束、背阔肌、菱形肌）弱化

肩胛骨向后、向下拉动，强化肩胛间肌群

腹部斜肌群（腹外斜肌、腹内斜肌）弱化

强化腹部斜肌群

椎旁肌（竖脊肌）紧张

放松椎旁肌

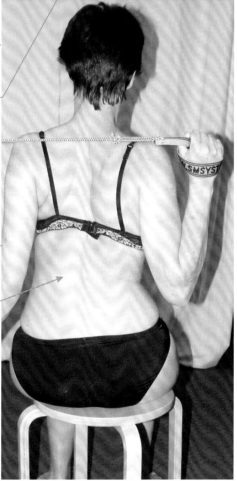

T 夫人——稳定和牵伸脊柱的肌肉链

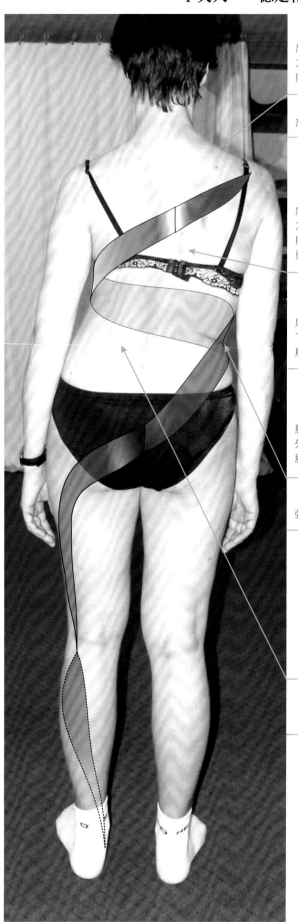

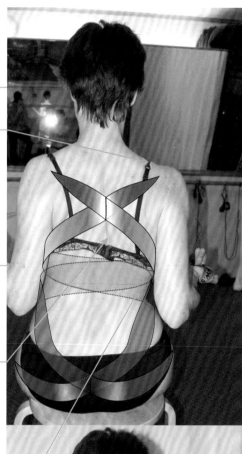

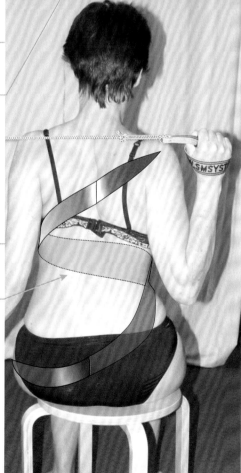

肩上部肌肉（斜方肌、肩胛提肌）紧张

放松肩上部肌肉

肩胛间肌群（斜方肌上束、背阔肌、菱形肌）弱化

肩胛骨向后、向下拉动，强化肩胛间肌群

腹部斜肌群（腹外斜肌、腹内斜肌）弱化

强化腹部斜肌群

椎旁肌（竖脊肌）紧张

放松椎旁肌

T 夫人——牵伸脊柱和压迫脊柱的肌肉

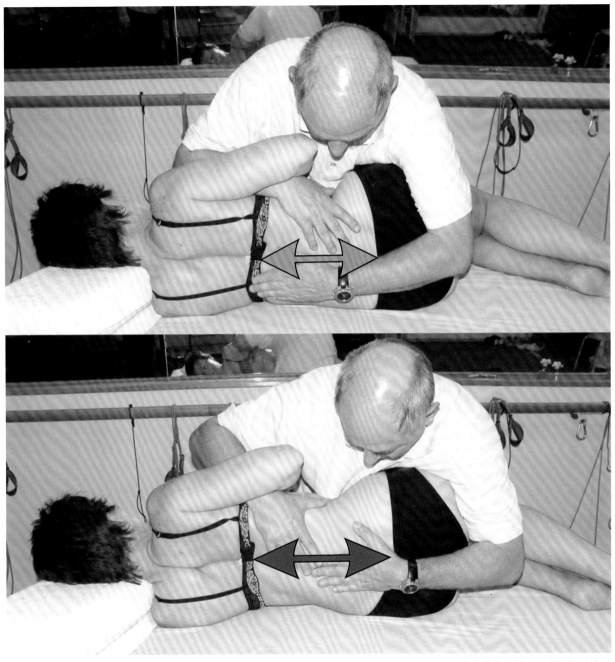

放松和牵伸椎旁肌。牵伸脊柱时，弯曲的脊柱伸直了。因此，通过螺旋肌肉链训练治疗脊柱侧弯是可能的，并且能加快恢复。对于治疗师而言，悬吊手法技术相当容易，并有较好的效果。

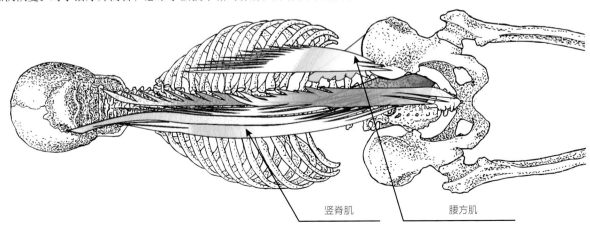

竖脊肌　　　　　　　　　　腰方肌

T 夫人——牵伸髋关节屈肌

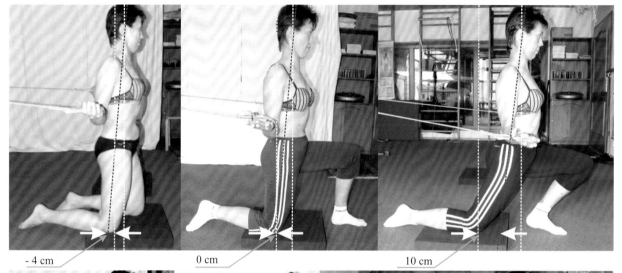

- 4 cm　　　　　　　　0 cm　　　　　　　　10 cm

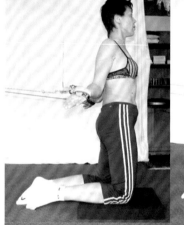

稳定身体，牵伸髋关节屈肌

　　压迫腰椎并引起退行性改变的最不利因素是髋关节屈肌短缩。当这个因素被消除后，治愈腰椎间盘突出和矫正脊柱侧弯就成为可能。

　　用了6个月时间，T夫人的髋关节伸展了14cm。训练开始时，T夫人的髋关节伸展仅为-4cm，她不论是坐着、站着、行走及在床上翻身时，都会有疼痛感，而且每半小时就发作一次。训练3个月后，T夫人的髋关节伸展为0cm，仅在行走100m时有疼痛感，而在坐着、站着、睡觉时不会感觉疼痛。训练6个月后，T夫人的髋关节伸展为10cm，疼痛消失了，能够行走5km，她再次回到了工作岗位。

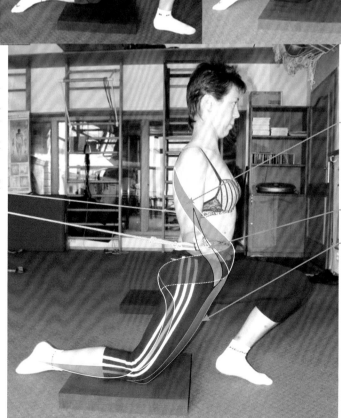

稳定

稳定TR、LD

稳定身体，牵伸髋关节屈肌

髂腰肌

股直肌

T 夫人——腰椎间盘突出

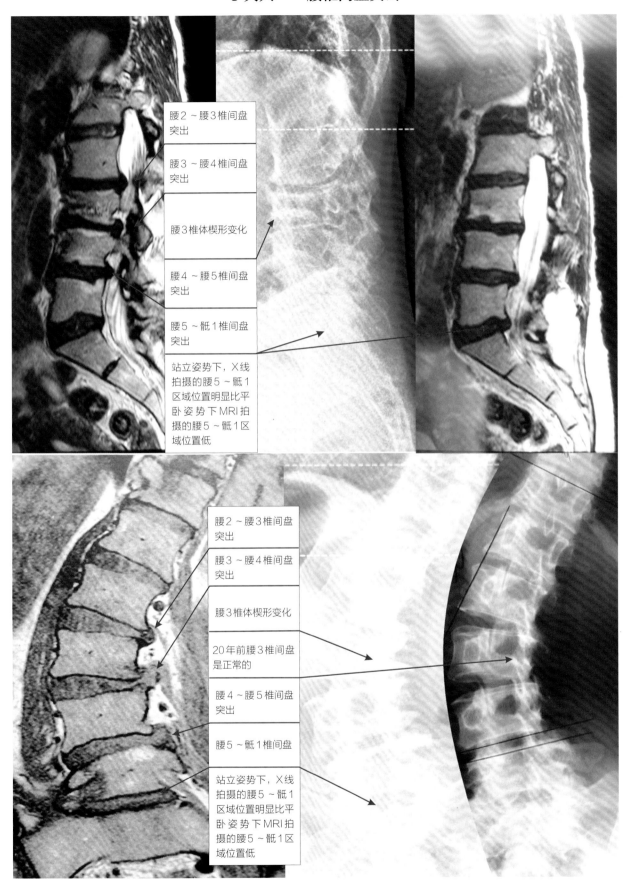

腰2～腰3椎间盘突出

腰3～腰4椎间盘突出

腰3椎体楔形变化

腰4～腰5椎间盘突出

腰5～骶1椎间盘突出

站立姿势下，X线拍摄的腰5～骶1区域位置明显比平卧姿势下MRI拍摄的腰5～骶1区域位置低

腰2～腰3椎间盘突出

腰3～腰4椎间盘突出

腰3椎体楔形变化

20年前腰3间盘是正常的

腰4～腰5椎间盘突出

腰5～骶1椎间盘

站立姿势下，X线拍摄的腰5～骶1区域位置明显比平卧姿势下MRI拍摄的腰5～骶1区域位置低

即使患者没有疼痛，也必须在脊柱发生退行性变化之前治疗脊柱侧弯。

T 夫人——会加重脊柱侧弯的训练

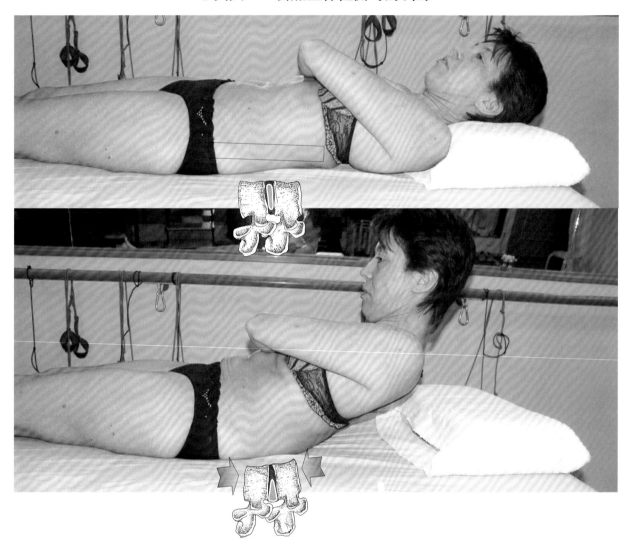

　　仰卧起坐激活背部纵向肌肉，尤其是髂腰肌和竖脊肌。背部纵向肌肉压迫脊柱，加重脊柱侧弯；同时，使椎体周长增加。这就是在患有脊柱侧弯或其他脊柱疾病的情况下，我们严格禁止做这项训练的原因。仰卧起坐能够导致椎间盘突出，它是脊柱疾病的绝对禁忌训练！

　　患者在康复门诊或康复诊所，不得不听从医生的指示进行这项训练，结果，她在训练时感觉疼痛。做仰卧起坐可能是导致脊柱侧弯加重的众多原因之一。

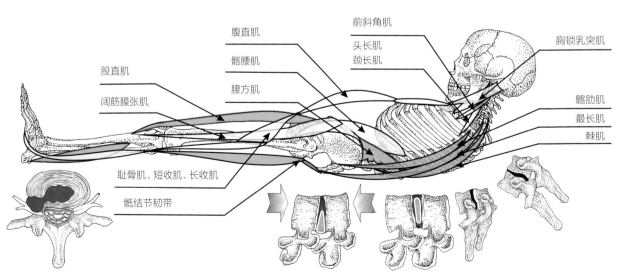

T 夫人——会加重脊柱侧弯的训练

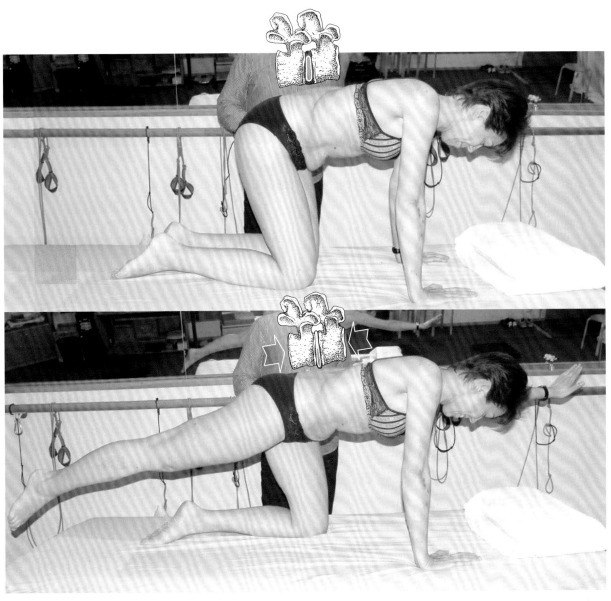

膝跪位训练时，患者牵伸一侧上肢和对侧的下肢，激活了背部纵向肌肉，尤其是竖脊肌和颈部肌群。背部纵向肌肉压迫脊柱，加重脊柱侧弯。这就是在患有脊柱侧弯或其他脊柱疾病的情况下，我们严格禁止做这项训练的原因。这样的训练是脊柱疾病的绝对禁忌训练！患者在康复门诊或康复诊所，不得不听从医生的指示进行这项训练，结果，她在训练时感觉疼痛。

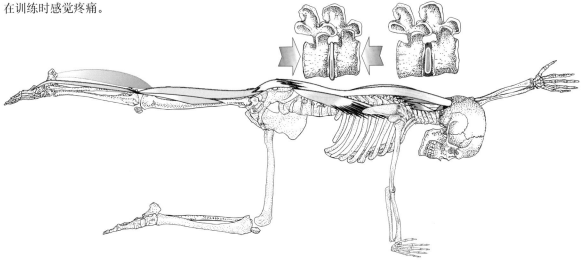

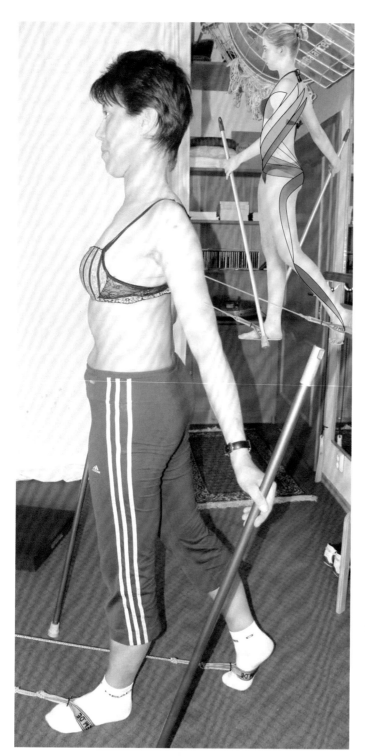

T夫人40岁，发育结束，肌肉整体表现为运动范围受限的高张力型。

她生活在德国，12岁时开始穿束身衣，且每天穿23小时。18岁时，她放弃穿束身衣，在德国一家针对脊柱侧弯的康复治疗中心用施罗斯疗法治疗了7次。每当站着、坐着或行走时，她都会感觉剧痛，并持续了10年；甚至在夜里睡觉时，她每次翻身也都会被痛醒。她领取残障福利5年，被建议做手术。

她因害怕手术，选择了保守的螺旋肌肉链训练。她在我们中心每周接受3次个体化治疗，每次大约3个小时，包括运动疗法和手法治疗。她在家里每天训练8次，每次约20分钟。她先在我们的指导下进行了为期1周的训练，然后在家中自行练习3个月，两者交替进行。第1阶段训练后，她就能够正常入睡、坐着和行走50m了，且没有任何疼痛，夜间也不会痛醒。第2阶段训练后，能够行走500m，且不出现疼痛。第3阶段训练后，她已经能无痛行走5km了。现在，她已经停止领取残障福利，并且回到工作岗位10年了，身体没有出现任何异常。她每天早晚各用20分钟的时间，持手杖做步态训练。

T夫人治疗初期，表现为肩胛骨下固定肌、下腹部和臀部肌肉弱化。左侧的椎旁肌张力极高，而右侧仅有胸最长肌紧张。双侧髋部的屈肌极度短缩。

起初，两侧髋关节伸展为-4cm，6个月后，髋关节伸展达到10cm，T夫人能够行走5km且不出现疼痛。

她日后必须继续运动治疗，并且不能离开手杖辅助。

结　论

脊柱侧弯患者在30～40岁时Cobb角达到50°左右，就意味着出现了失代偿的情况，常发生椎间盘突出和椎体变形。这种情况可以通过手法技术与运动训练结合来解决。必须保证长期训练，每天训练2次，每次20分钟；并且每天还要有20分钟的时间，持手杖进行步态训练。

患者最大的错误是在她停止发育后放弃了束身衣，她的脊柱没被矫正伸直，长期训练计划也没有很好地实施。患者有必要确保她的治疗师安排的训练是针对脊柱侧弯的，而且不会用到一些禁忌的训练方法。所以，有必要创建一个专业的脊柱康复学科。

Firas——X 线后视图，后前位

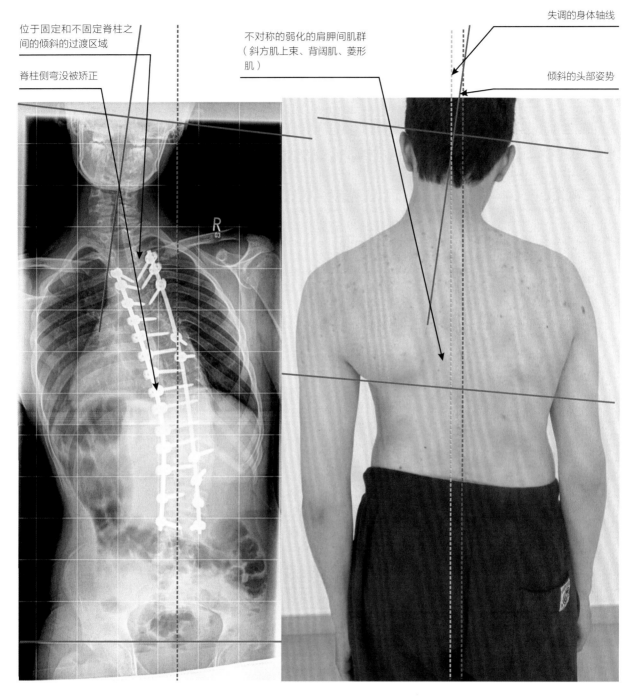

位于固定和不固定脊柱之间的倾斜的过渡区域

脊柱侧弯没被矫正

不对称的弱化的肩胛间肌群（斜方肌上束、背阔肌、菱形肌）

失调的身体轴线

倾斜的头部姿势

Firas 16岁，发育中。他生活在利比亚，在德国进行了内固定手术。

Firas 是一名中学生。在手术时，他的脊柱没有被完全拉直：上部过渡区域是倾斜的，下部过渡区域加深了脊柱前凸，头部向右倾斜。这造成了非常不利的情况——过渡区域负荷增加。首先会引起疼痛，随后就是椎间盘、关节、椎体的结构变化和退行性改变。

手术后，Firas 的上部过渡区域（位于固定和不固定脊柱之间）立即出现了剧痛。1周后，他出现了持续性头痛。1年后，他的下部过渡区域也开始出现了疼痛。疼痛愈加严重，Firas 无法安坐、站立和长时间行走，他在学校也无法专注听课。他完全失去了行动能力，不得不休学。但在手术前，他是没有这些问题的。

Firas 治疗开始时主要表现为肩胛骨下固定肌、腹部和臀部肌肉弱化。头部前倾，并且斜向右侧。腰椎过度前凸。颈部肌肉、胸部肌肉和竖脊肌短缩，髋部屈肌极度短缩。

他坚持每天训练3小时，治疗14天后，上述问题得到解决。

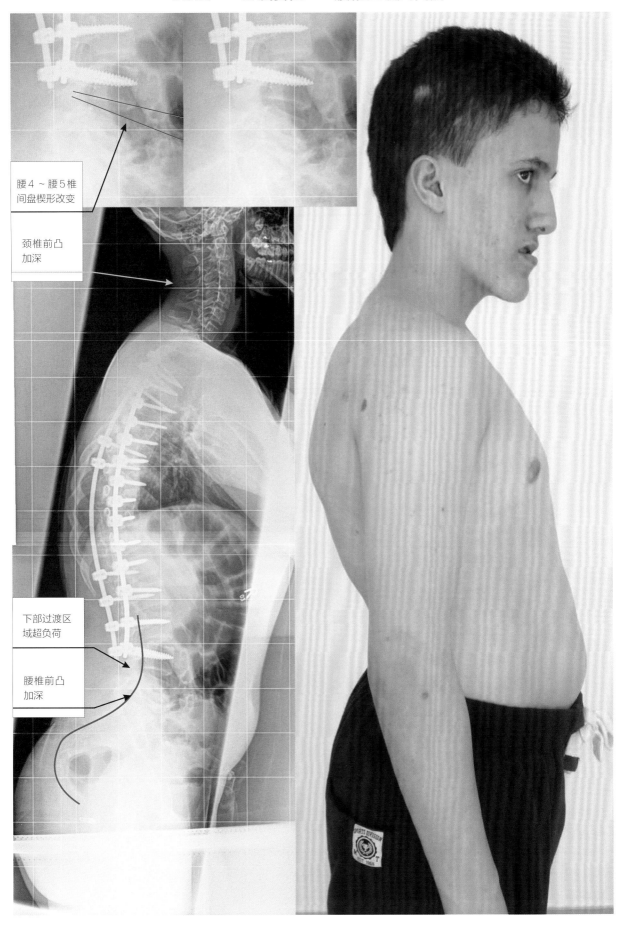

腰4～腰5椎间盘楔形改变

颈椎前凸加深

下部过渡区域超负荷

腰椎前凸加深

Firas——严重的肌肉失衡

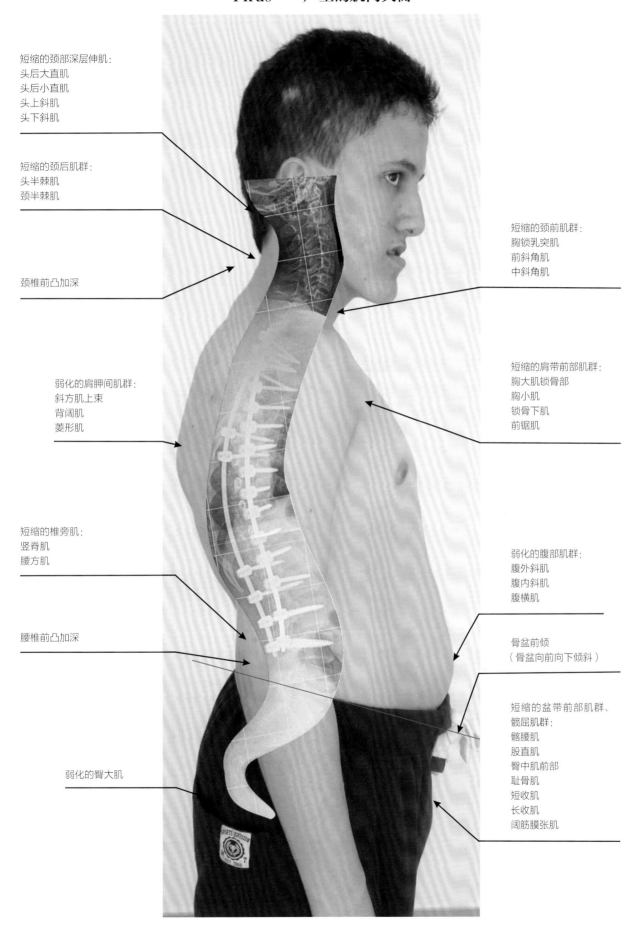

短缩的颈部深层伸肌：
头后大直肌
头后小直肌
头上斜肌
头下斜肌

短缩的颈后肌群：
头半棘肌
颈半棘肌

颈椎前凸加深

弱化的肩胛间肌群：
斜方肌上束
背阔肌
菱形肌

短缩的椎旁肌：
竖脊肌
腰方肌

腰椎前凸加深

弱化的臀大肌

短缩的颈前肌群：
胸锁乳突肌
前斜角肌
中斜角肌

短缩的肩带前部肌群：
胸大肌锁骨部
胸小肌
锁骨下肌
前锯肌

弱化的腹部肌群：
腹外斜肌
腹内斜肌
腹横肌

骨盆前倾
（骨盆向前向下倾斜）

短缩的盆带前部肌群、
髋屈肌群：
髂腰肌
股直肌
臀中肌前部
耻骨肌
短收肌
长收肌
阔筋膜张肌

Firas——严重的肌肉失衡

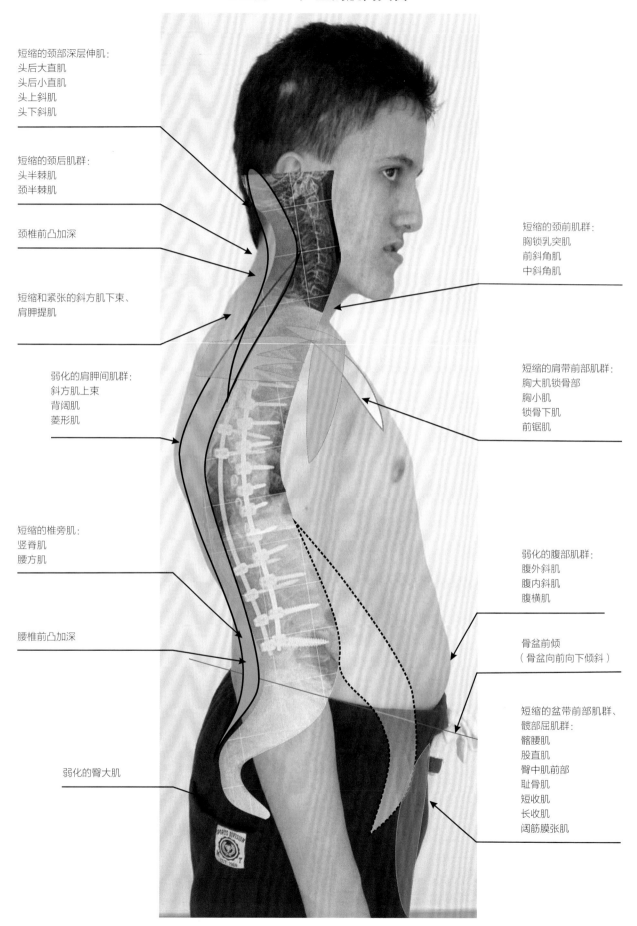

短缩的颈部深层伸肌：
头后大直肌
头后小直肌
头上斜肌
头下斜肌

短缩的颈后肌群：
头半棘肌
颈半棘肌

颈椎前凸加深

短缩和紧张的斜方肌下束、
肩胛提肌

弱化的肩胛间肌群：
斜方肌上束
背阔肌
菱形肌

短缩的椎旁肌：
竖脊肌
腰方肌

腰椎前凸加深

弱化的臀大肌

短缩的颈前肌群：
胸锁乳突肌
前斜角肌
中斜角肌

短缩的肩带前部肌群：
胸大肌锁骨部
胸小肌
锁骨下肌
前锯肌

弱化的腹部肌群：
腹外斜肌
腹内斜肌
腹横肌

骨盆前倾
（骨盆向前向下倾斜）

短缩的盆带前部肌群、
髋部屈肌群：
髂腰肌
股直肌
臀中肌前部
耻骨肌
短收肌
长收肌
阔筋膜张肌

治疗——身体的轴线、肌肉平衡、运动范围

在轴线上矫正躯体　　在轴线上矫正躯体和头部　　牵伸胸部肌肉

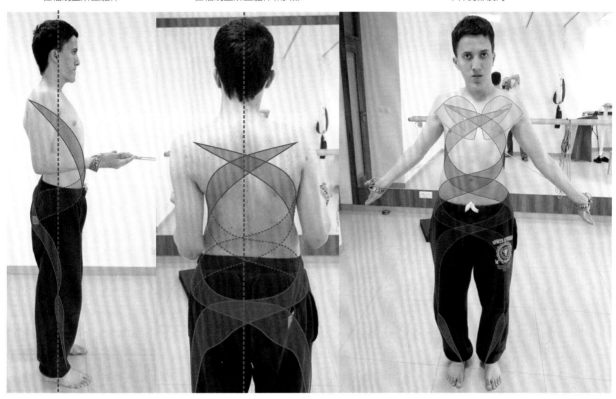

螺旋稳定

矫正腰椎前凸　　　　　　　牵伸髋部屈肌

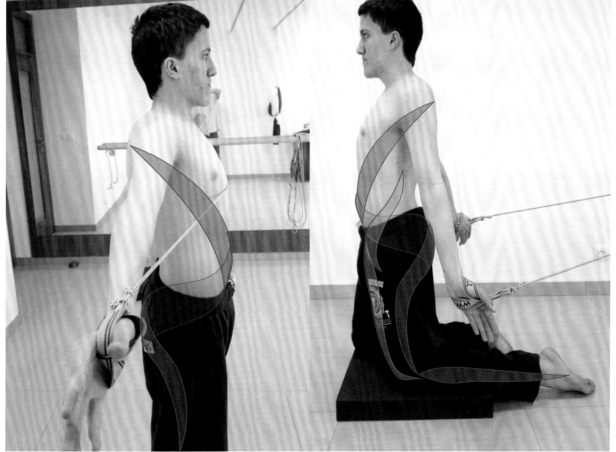

结　论

Cobb角为40°或以上的脊柱侧弯，需要进行骨科康复。当患者考虑手术时，必须先进行为期两年的集中康复训练，阻止侧弯进展。如果侧弯加重，说明应该手术了。

手术前，必须放松和牵伸所有短缩的肌肉，用悬吊手法技术彻底矫正脊柱侧弯。

如果患者术后不做康复训练，手术就不会有好的效果。术后患者必须要执行长期的康复计划——运动康复，这是脊柱康复的一个新领域。每位患者术前都应该有一个完善的康复计划。对患者来说，脊柱康复和脊柱手术合作，会出现良好的结果。

当在手术中矫正脊柱时，颈部的肌肉会牵伸头部，使之前倾，腰部区域短缩的肌肉会加深腰椎前凸。在站立时，髋部短缩的屈肌会使髋部呈现屈曲姿势，引起躯体向前倾斜。这就会显著增加脊柱疏松节段的退变，特别是过渡区域。

仅依靠脊柱手术治疗，没有康复护理，就会出现严重的问题。我们认为，在生长发育期先进行康复训练，当脊柱侧弯停止发展，康复就是有效的。这就意味着可以等到生长发育结束后，再决定是否进行脊柱手术。

当决定手术时，只选择去那些具有悠久传统和良好业绩的医疗机构。

大幅面的前后位和侧位X线图像是诊断和决定疗法的基础，我们不建议患者选择无法提供这种类型图片的医疗机构。

关于束身衣，我们的立场

束身衣是不能治疗脊柱侧弯的！

束身衣会减弱原动肌，增加椎旁肌的张力。束身衣阻止了自然活动，这就是为什么我们说它加剧了脊柱侧弯。

我们建议，当你去学校或工作时，仅仅是为了坐着时起支撑作用，可以穿上束身衣；而在运动期间和自然活动时，束身衣就必须脱下来。

M 夫人——X 线后视图，后前位

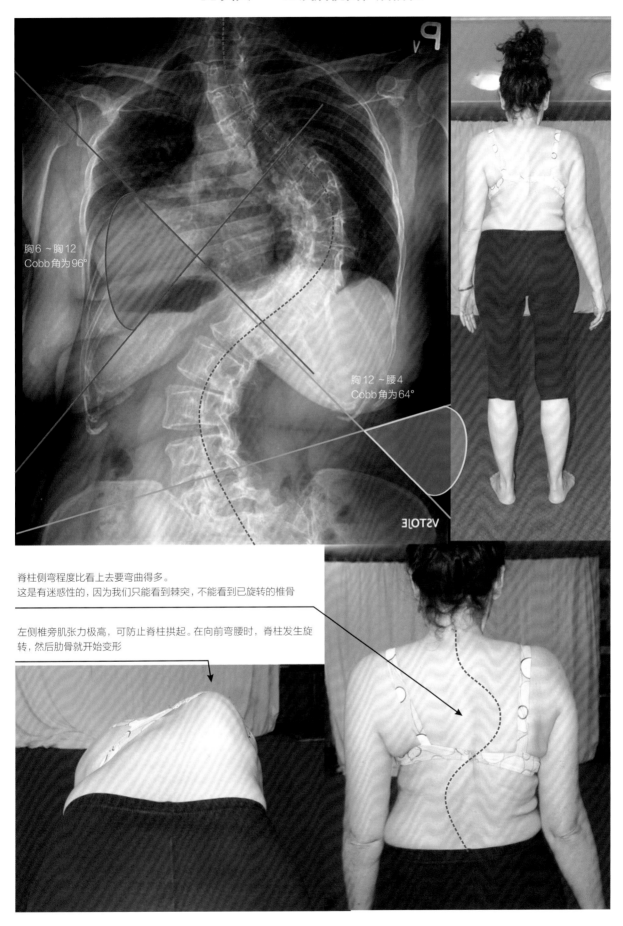

胸6 ~胸12
Cobb角为96°

胸12 ~腰4
Cobb角为64°

脊柱侧弯程度比看上去要弯曲得多。
这是有迷惑性的，因为我们只能看到棘突，不能看到已旋转的椎骨

左侧椎旁肌张力极高，可防止脊柱拱起。在向前弯腰时，脊柱发生旋转，然后肋骨就开始变形

M 夫人——X 线图像对比，后前位

2009-07-08

2018-04-06

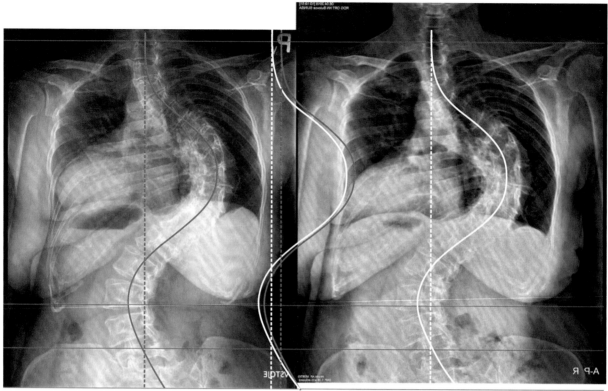

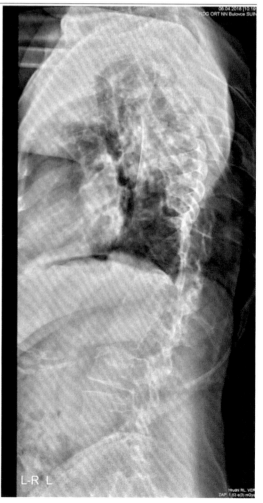

　　M 夫人 63 岁，生活在捷克。她 11 岁时开始穿束身衣，且每天穿戴 23 小时，这种情况一直持续到 18 岁。她在一家康复治疗中心反复用施罗斯疗法进行治疗。

　　我们从 2009 年开始对她治疗。当时，她在站立、坐位和行走的时候，均伴有剧烈疼痛，失去了活动能力。她在家每天练习 6 次，每次 10 分钟，问题逐渐缓解了。她可以坐 5 个小时，能站立更长的时间，她可以毫无困难地步行 5km，用手杖能行走更长的距离。

　　她现在作为培训师在医院工作，指导患者训练。

　　她现在每天练习 3 个 30 分钟，脊柱侧弯状态稳定，既不发生形态改变，也不发生结构上的退变。要强调的是，运动治疗必须坚持。

结　　论

　　Cobb 角为 90° 左右的脊柱侧弯患者，生活上可能是没有问题的，但需要以终身锻炼为基础。每天训练 2 ~ 3 次，每次 20 ~ 30 分钟，并且每天用 20 分钟的时间持手杖进行步态训练。

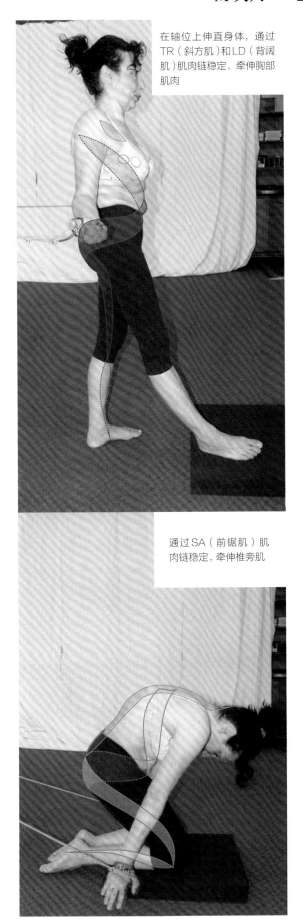

在轴位上伸直身体，通过 TR（斜方肌）和 LD（背阔肌）肌肉链稳定，牵伸胸部肌肉

通过 SA（前锯肌）肌肉链稳定，牵伸椎旁肌

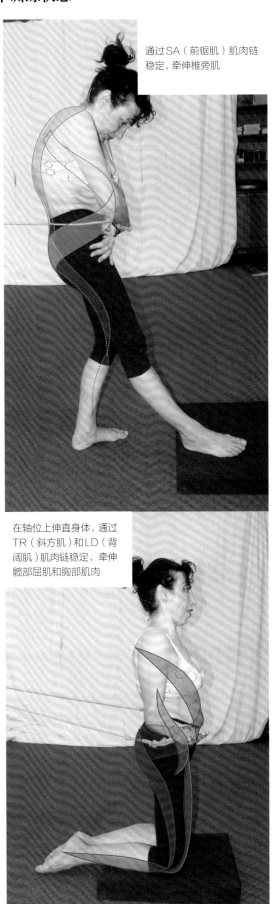

通过 SA（前锯肌）肌肉链稳定，牵伸椎旁肌

在轴位上伸直身体，通过 TR（斜方肌）和 LD（背阔肌）肌肉链稳定，牵伸髋部屈肌和胸部肌肉

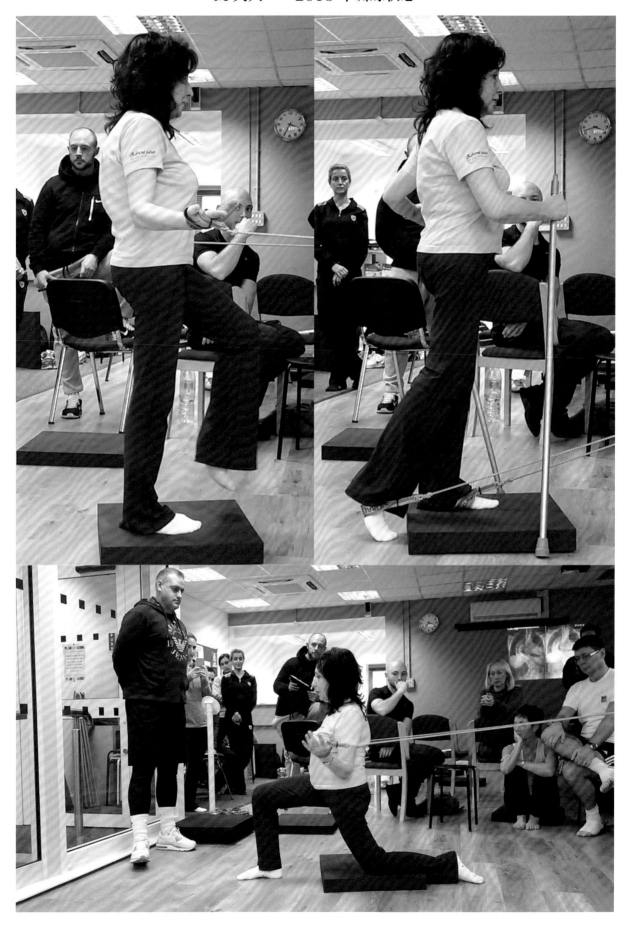

第四章
检查方法

体格和运动范围检查

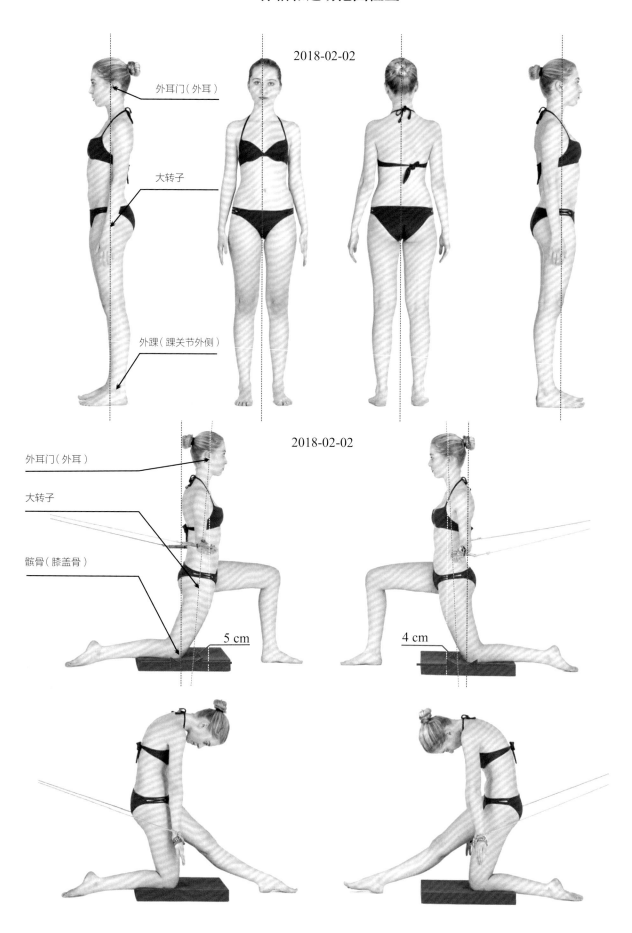

2018-02-02

外耳门（外耳）

大转子

外踝（踝关节外侧）

2018-02-02

外耳门（外耳）

大转子

髌骨（膝盖骨）

5 cm

4 cm

疼痛、肌紧张、肌力减弱、感觉减弱、活动减少、外形改变

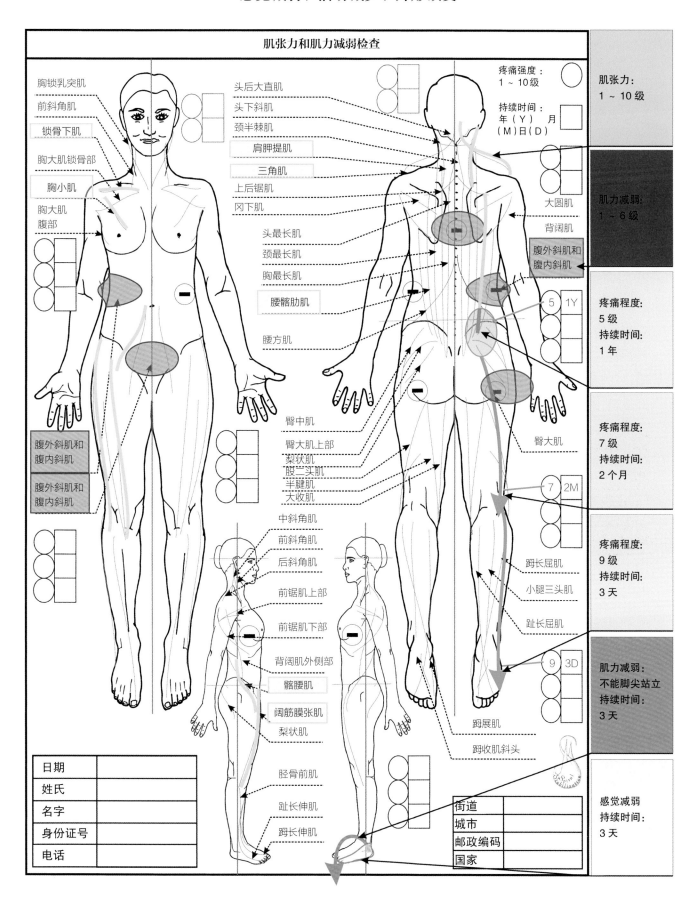

第五章
螺旋肌肉链训练的主要原则——
遵从运动的自然规律

肌肉链中的交互抑制

主动抑制——在交互抑制中，TR（斜方肌）、LD（背阔肌）螺旋肌肉链中的主动肌收缩，放松了ES（竖脊肌）、IP（髂腰肌）垂直肌肉链。

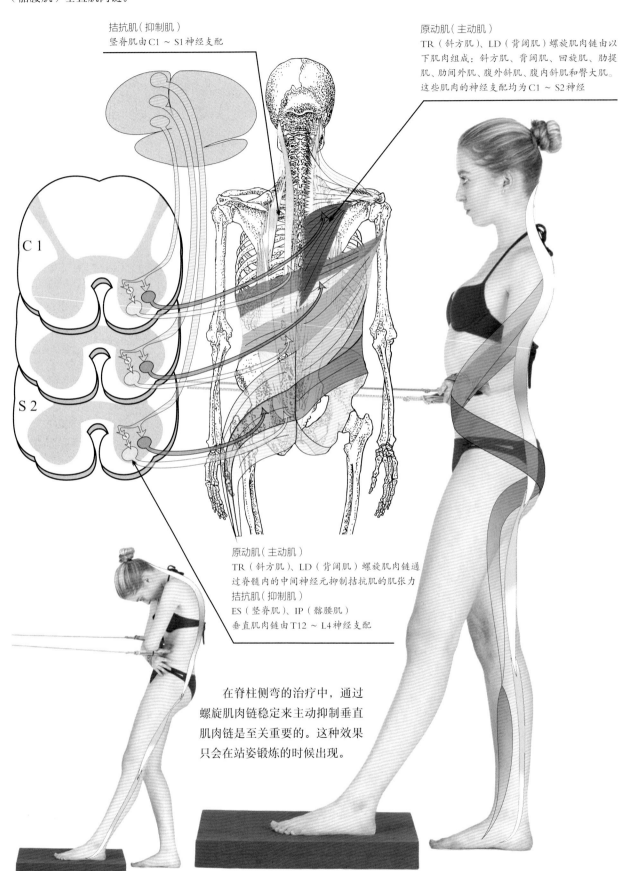

拮抗肌（抑制肌）
竖脊肌由C1～S1神经支配

原动肌（主动肌）
TR（斜方肌）、LD（背阔肌）螺旋肌肉链由以下肌肉组成：斜方肌、背阔肌、回旋肌、肋提肌、肋间外肌、腹外斜肌、腹内斜肌和臀大肌。这些肌肉的神经支配均为C1～S2神经

C 1

S 2

原动肌（主动肌）
TR（斜方肌）、LD（背阔肌）螺旋肌肉链通过脊髓内的中间神经元抑制拮抗肌的肌张力
拮抗肌（抑制肌）
ES（竖脊肌）、IP（髂腰肌）
垂直肌肉链由T12～L4神经支配

在脊柱侧弯的治疗中，通过螺旋肌肉链稳定来主动抑制垂直肌肉链是至关重要的。这种效果只会在站姿锻炼的时候出现。

姿势反应——维持姿势的运动神经系统
感觉运动效应——支配运动的运动神经系统

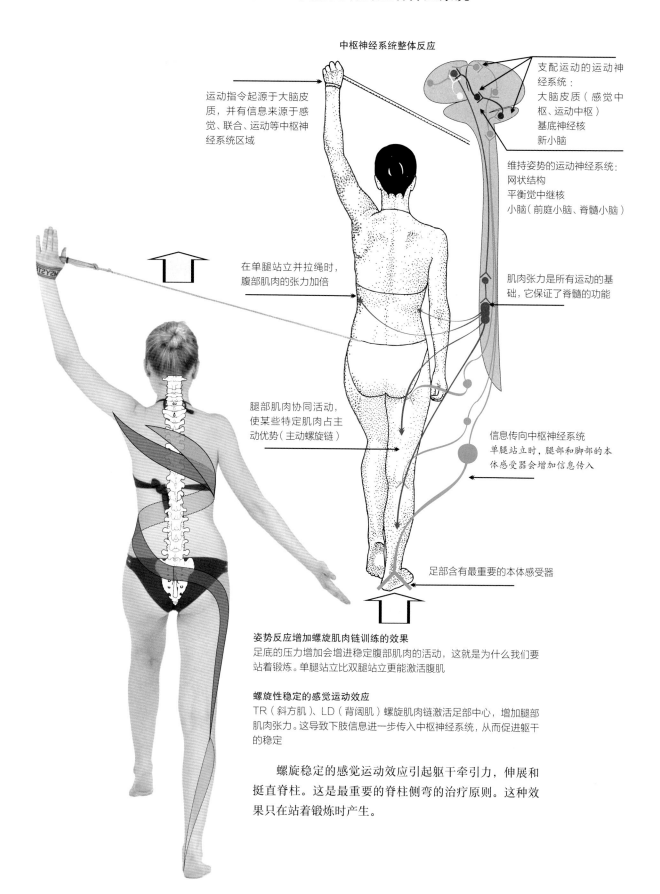

中枢神经系统整体反应

支配运动的运动神经系统：
大脑皮质（感觉中枢、运动中枢）
基底神经核
新小脑

运动指令起源于大脑皮质，并有信息来源于感觉、联合、运动等中枢神经系统区域

维持姿势的运动神经系统：
网状结构
平衡觉中继核
小脑（前庭小脑、脊髓小脑）

在单腿站立并拉绳时，腹部肌肉的张力加倍

肌肉张力是所有运动的基础，它保证了脊髓的功能

腿部肌肉协同活动，使某些特定肌肉占主动优势（主动螺旋链）

信息传向中枢神经系统
单腿站立时，腿部和脚部的本体感受器会增加信息传入

足部含有最重要的本体感受器

姿势反应增加螺旋肌肉链训练的效果
足底的压力增加会增进稳定腹部肌肉的活动，这就是为什么我们要站着锻炼。单腿站立比双腿站立更能激活腹肌

螺旋性稳定的感觉运动效应
TR（斜方肌）、LD（背阔肌）螺旋肌肉链激活足部中心，增加腿部肌肉张力。这导致下肢信息进一步传入中枢神经系统，从而促进躯干的稳定

　　螺旋稳定的感觉运动效应引起躯干牵引力，伸展和挺直脊柱。这是最重要的脊柱侧弯的治疗原则。这种效果只在站着锻炼时产生。

螺旋稳定的肌肉束带

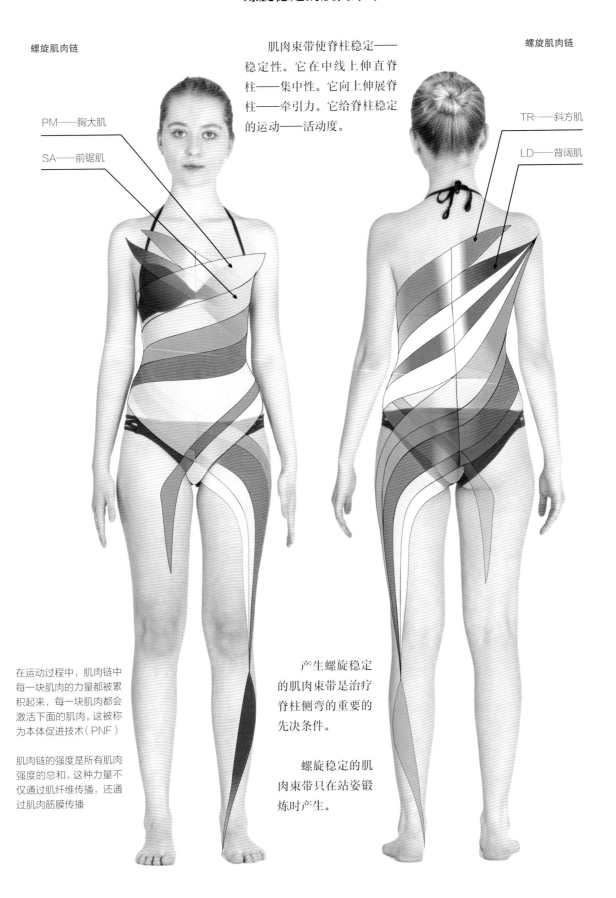

螺旋肌肉链

螺旋肌肉链

PM——胸大肌

SA——前锯肌

TR——斜方肌

LD——背阔肌

肌肉束带使脊柱稳定——稳定性。它在中线上伸直脊柱——集中性。它向上伸展脊柱——牵引力。它给脊柱稳定的运动——活动度。

在运动过程中，肌肉链中每一块肌肉的力量都被累积起来，每一块肌肉都会激活下面的肌肉。这被称为本体促进技术（PNF）

肌肉链的强度是所有肌肉强度的总和。这种力量不仅通过肌纤维传播，还通过肌肉筋膜传播

产生螺旋稳定的肌肉束带是治疗脊柱侧弯的重要的先决条件。

螺旋稳定的肌肉束带只在站姿锻炼时产生。

具有最佳运动参数的身体才能做出最佳的协调和稳定步态

牵伸髋关节屈肌
最佳距离为20cm（体轴—髌骨间距）。

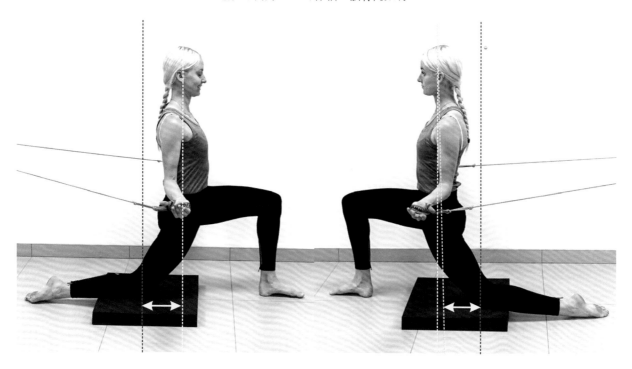

牵伸髋关节伸肌和背部肌肉
最佳距离为20cm（头—膝间距）。

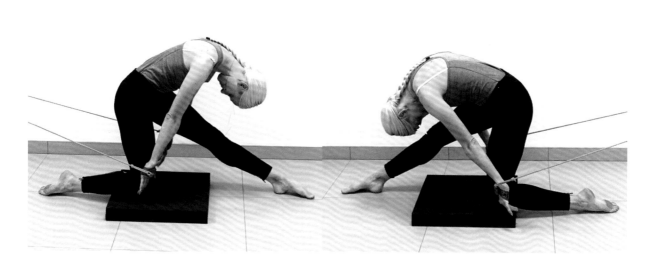

在治疗脊柱侧弯的过程中，我们监测运动参数。随着参数的改善，脊柱侧弯的弯曲程度也随之改善。

最佳的协调与稳定步态

肩胛骨的运动是激活螺旋肌肉链的关键。

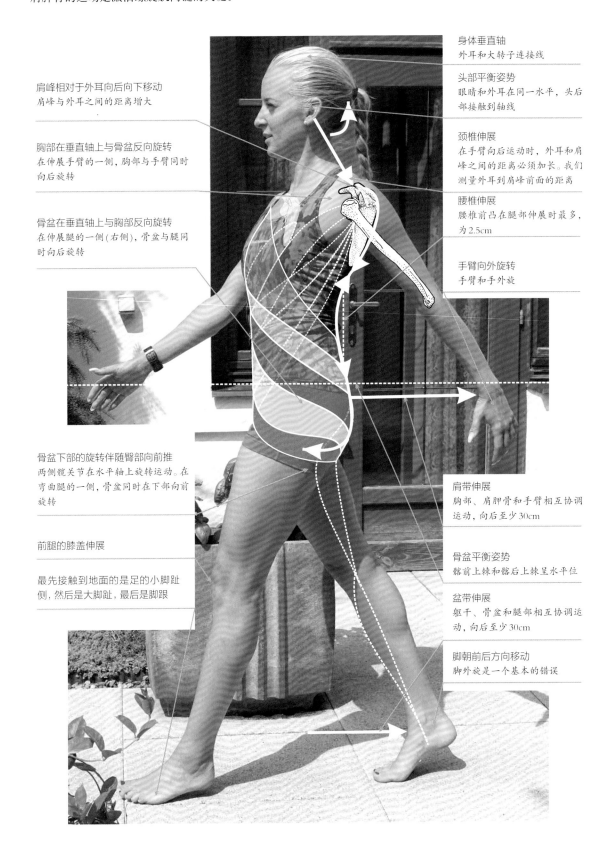

肩峰相对于外耳向后向下移动
肩峰与外耳之间的距离增大

胸部在垂直轴上与骨盆反向旋转
在伸展手臂的一侧，胸部与手臂同时向后旋转

骨盆在垂直轴上与胸部反向旋转
在伸展腿的一侧（右侧），骨盆与腿同时向后旋转

骨盆下部的旋转伴随臀部向前推
两侧髋关节在水平轴上旋转运动。在弯曲腿的一侧，骨盆同时在下部向前旋转

前腿的膝盖伸展

最先接触到地面的是足的小脚趾侧，然后是大脚趾，最后是脚跟

身体垂直轴
外耳和大转子连接线

头部平衡姿势
眼睛和外耳在同一水平，头后部接触到轴线

颈椎伸展
在手臂向后运动时，外耳和肩峰之间的距离必须加长。我们测量外耳到肩峰前面的距离

腰椎伸展
腰椎前凸在腿部伸展时最多，为2.5cm

手臂向外旋转
手臂和手外旋

肩带伸展
胸部、肩胛骨和手臂相互协调运动，向后至少30cm

骨盆平衡姿势
髂前上棘和髂后上棘呈水平位

盆带伸展
躯干、骨盆和腿部相互协调运动，向后至少30cm

脚朝前后方向移动
脚外旋是一个基本的错误

健康的步态——行走时脊柱对运动的反应

在行走过程中，脊柱形成两条功能性S曲线。胸椎跟随肩胛骨和手臂运动，腰椎跟随骨盆和腿运动。曲线随着脊柱的伸直和牵伸而变化。

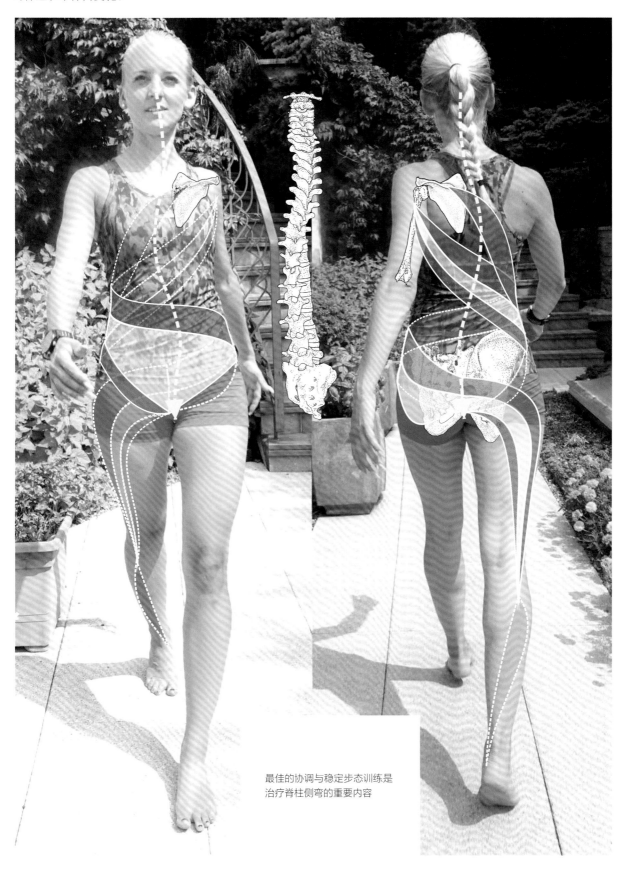

最佳的协调与稳定步态训练是
治疗脊柱侧弯的重要内容

第六章
运用螺旋稳定训练治疗脊柱侧弯

治疗具体步骤

◎ 增强弱化的肌肉
◎ 牵伸短缩的肌肉
◎ 获得足够的肩带、盆带及躯干的运动范围
◎ 通过旋转动作调动脊柱
◎ 协调和稳定步态

肌肉平衡——肩带、盆带和躯干的平衡

肌肉平衡是建立螺旋稳定的前提条件，肌肉失平衡会阻止螺旋肌肉链激活。

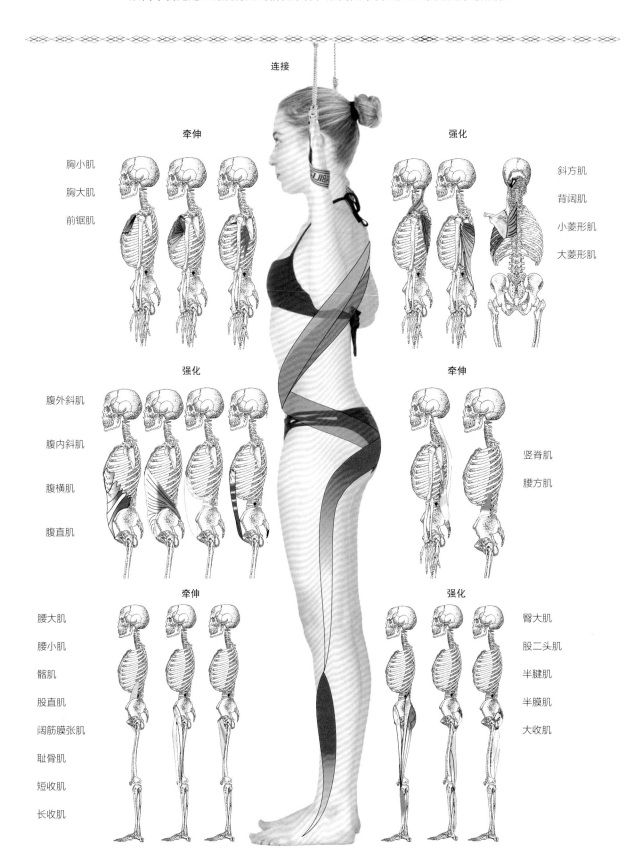

连接

牵伸

胸小肌
胸大肌
前锯肌

强化

斜方肌
背阔肌
小菱形肌
大菱形肌

强化

腹外斜肌
腹内斜肌
腹横肌
腹直肌

牵伸

竖脊肌
腰方肌

牵伸

腰大肌
腰小肌
髂肌
股直肌
阔筋膜张肌
耻骨肌
短收肌
长收肌

强化

臀大肌
股二头肌
半腱肌
半膜肌
大收肌

训练0A、0B

稳定躯干，强化肩胛间肌、腹部斜肌及臀肌。

牵伸肩带前肌群，放松背部。

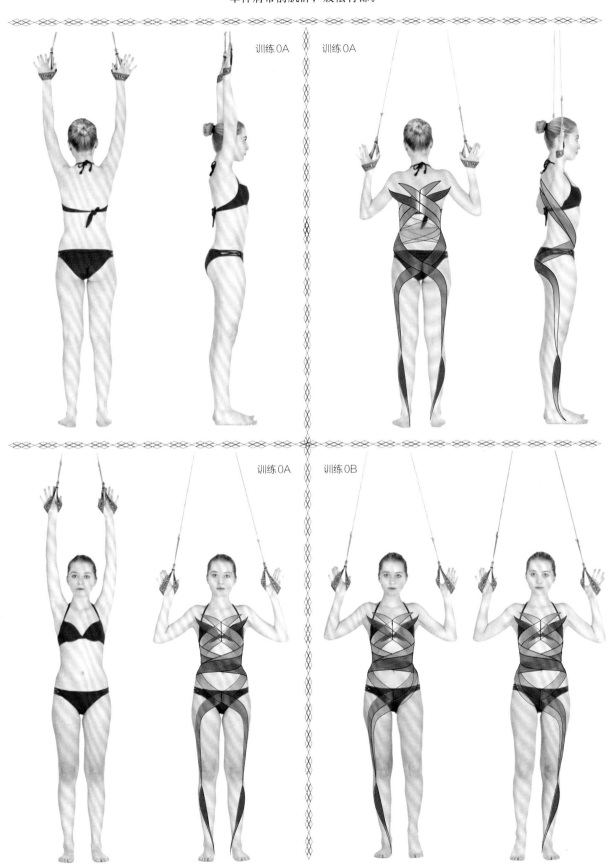

训练0A

训练0A

训练0A

训练0B

训练0A

双腿直立，双上肢上举。双臂向下拉弹力绳。

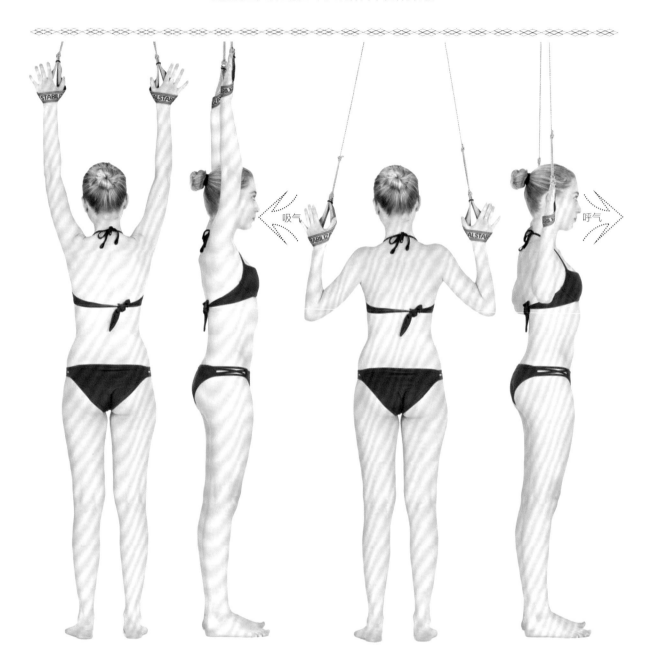

吸气

呼气

初始体位

◎ 直立放松；
◎ 双臂向上伸展；
◎ 吸气。

训练过程

◎ 首先固定臀部、端正骨盆和拉直腰椎前凸；
◎ 逐渐形成站立位平衡；
◎ 肘部向下拉，但不能越过躯干后部；
◎ 动作结束时掌心朝前；
◎ 肘下部靠近脊柱，稍微下沉；
◎ 呼气至下腹部。

训练0B

双腿直立，双上肢上举。双臂向下拉弹力绳。

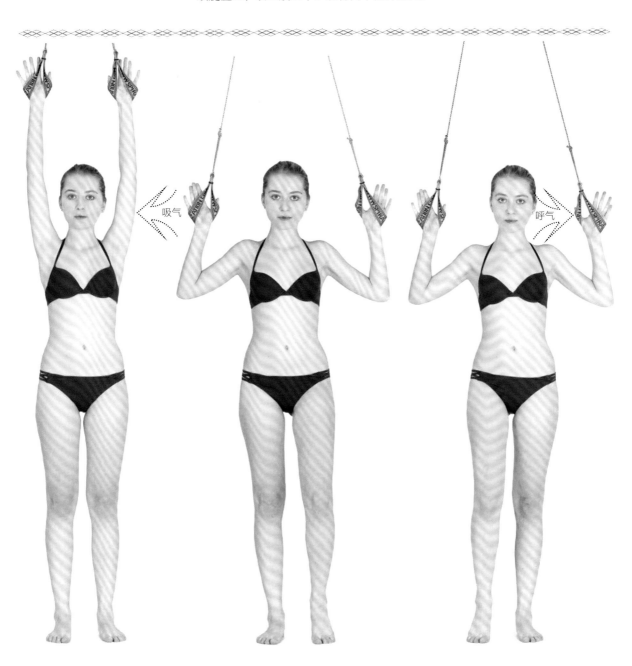

吸气

呼气

初始体位
◎ 直立放松；
◎ 双臂向上伸展；
◎ 吸气。

训练过程
◎ 首先固定臀部、端正骨盆和拉直腰椎前凸；
◎ 逐渐形成站立位平衡；
◎ 肘部向下拉，但不能越过躯干后部；
◎ 动作结束时掌心朝前；
◎ 肘下部靠近脊柱，稍微下沉；
◎ 抬起一侧脚跟；
◎ 呼气至下腹部。

肌肉平衡——肩带、盆带和躯干的平衡

肌肉平衡是建立螺旋稳定的前提条件，肌肉失平衡会阻止螺旋肌肉链激活。

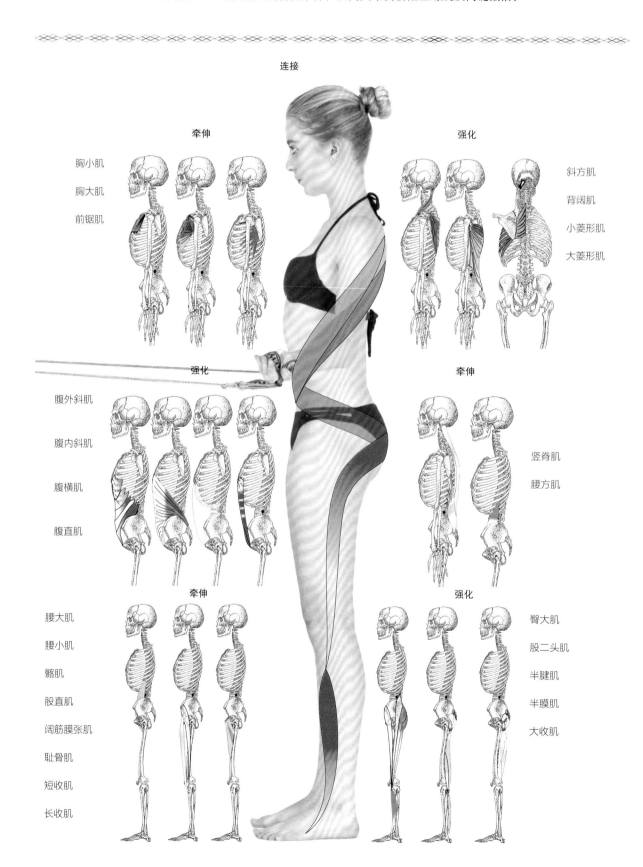

连接

牵伸

胸小肌

胸大肌

前锯肌

强化

斜方肌

背阔肌

小菱形肌

大菱形肌

强化

腹外斜肌

腹内斜肌

腹横肌

腹直肌

牵伸

竖脊肌

腰方肌

牵伸

腰大肌

腰小肌

髂肌

股直肌

阔筋膜张肌

耻骨肌

短收肌

长收肌

强化

臀大肌

股二头肌

半腱肌

半膜肌

大收肌

训练1A、2A、3A

稳定躯干，强化肩胛间肌、腹部斜肌和臀部肌肉。牵伸肩带前肌群，牵伸背部。

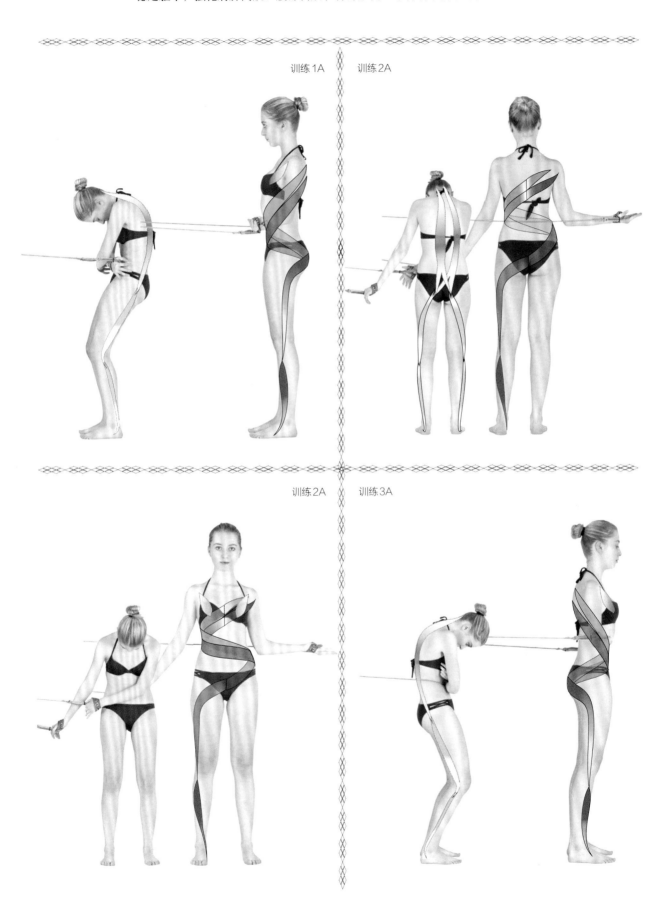

训练1A

双腿直立，面向弹力绳，双臂向后拉。

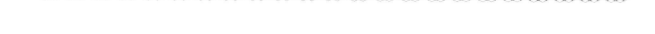

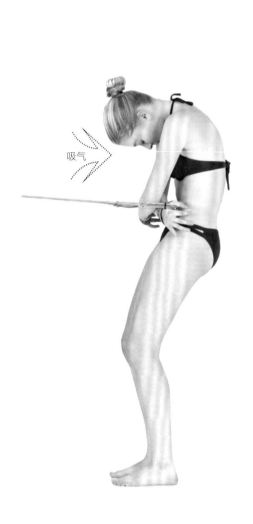

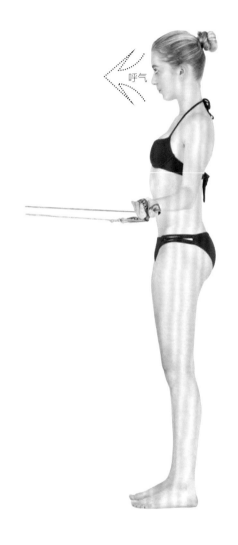

初始体位

◎ 面向弹力绳，站立放松；
◎ 背部弓起（形似猫背）；
◎ 双腿稍弯曲；
◎ 吸气。

训练过程

◎ 首先固定臀部、端正骨盆和拉直腰椎前凸；
◎ 逐渐形成站立位平衡；
◎ 肘部向下拉，逐渐接近躯干后部；
◎ 动作结束时掌心朝上；
◎ 肘下部靠近脊柱，稍微下沉；
◎ 呼气至下腹部。

训练2A

双腿直立，侧对弹力绳，用一侧上肢拉弹力绳。

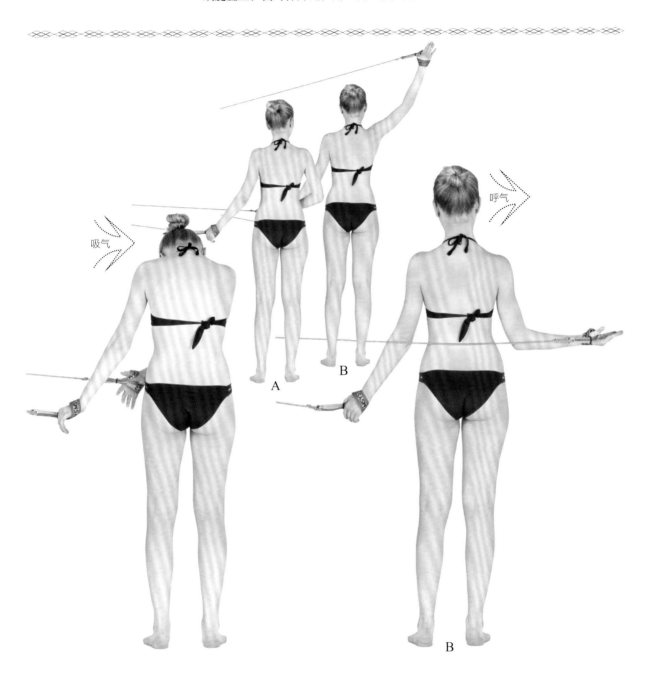

初始体位

◎ 站立放松，侧对弹力绳；

◎ 背部弓起（形似猫背）；

◎ 双腿稍弯曲；

◎ 吸气。

训练过程

◎ 首先固定臀部、端正骨盆和拉直腰椎前凸；

◎ 逐渐形成站立位平衡。

步骤A——右肘水平向后拉，逐渐接近躯干后部。

◎ 右肩胛骨向脊柱靠近并稍向下沉；

◎ 训练侧肩部低于对侧。

步骤B——手臂举过头顶，向后移动，前臂水平拉直，掌心朝上。

◎ 右肩胛骨用力向脊柱靠拢并下沉；

◎ 呼气至下腹部。

训练2A

双腿直立，侧对弹力绳，用一侧上肢拉弹力绳。

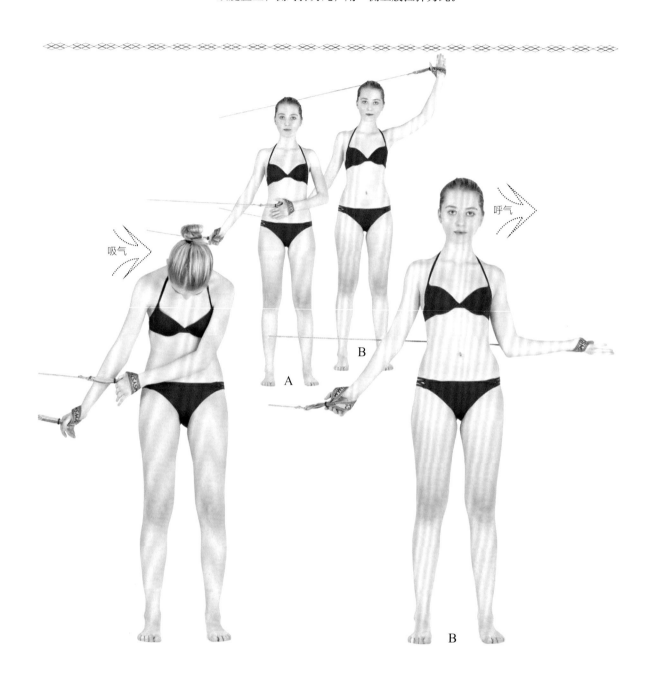

初始体位

◎ 站立放松，侧对弹力绳；
◎ 背部弓起（形似猫背）；
◎ 双腿稍弯曲；
◎ 吸气。

训练过程

◎ 首先固定臀部、端正骨盆和拉直腰椎前凸；
◎ 逐渐形成站立位平衡。

步骤A——左肘水平向后拉，逐渐接近躯干后部。

◎ 左肩胛骨向脊柱靠近并稍向下沉；
◎ 训练侧肩部低于对侧。

步骤B——手臂举过头顶，向后移动，前臂水平拉直，掌心朝上。

◎ 左肩胛骨用力向脊柱靠拢并下沉；
◎ 呼气至下腹部。

训练3A

双腿直立，背对弹力绳。

向后张开双臂，双侧肩胛骨相互靠拢。

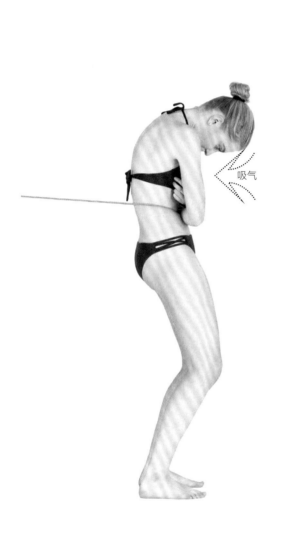

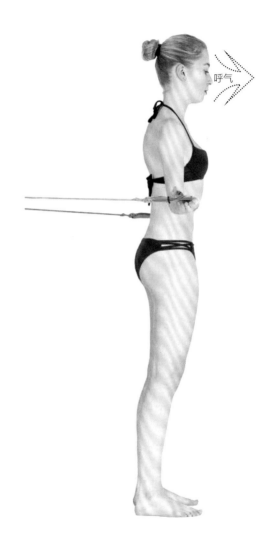

初始体位

◎ 背对弹力绳站立；

◎ 背部弓起（形似猫背）；

◎ 双臂于身体前面交叉；

◎ 双腿稍弯曲；

◎ 吸气。

训练过程

◎ 首先固定臀部、端正骨盆和拉直腰椎前凸；

◎ 逐渐形成站立位平衡；

◎ 肘部向后拉，逐渐接近躯干后部；

◎ 动作结束时掌心朝上；

◎ 肘下部靠近脊柱，稍微下沉；

◎ 呼气至下腹部。

肌肉平衡——肩带、盆带和躯干的平衡

肌肉平衡是建立螺旋稳定的前提条件，肌肉失平衡会阻止螺旋肌肉链激活。

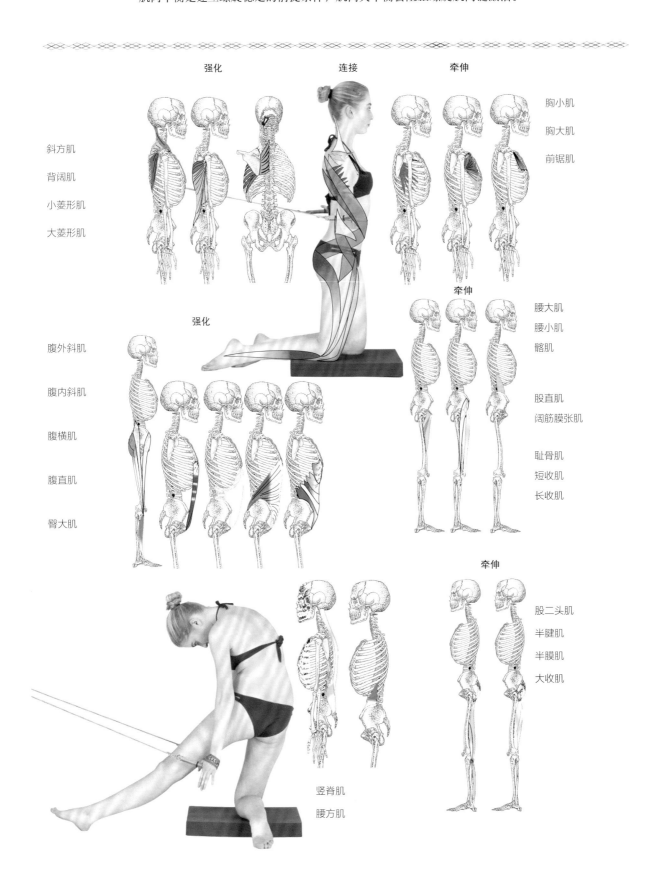

强化

连接

牵伸

斜方肌

背阔肌

小菱形肌

大菱形肌

胸小肌

胸大肌

前锯肌

强化

牵伸

腹外斜肌

腹内斜肌

腹横肌

腹直肌

臀大肌

腰大肌

腰小肌

髂肌

股直肌

阔筋膜张肌

耻骨肌

短收肌

长收肌

牵伸

竖脊肌

腰方肌

股二头肌

半腱肌

半膜肌

大收肌

训练4A、5A

稳定躯干，牵伸肩带和盆带前肌群，牵伸背部纵行肌。

训练4A

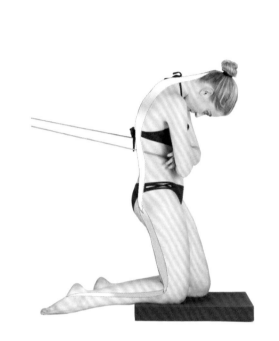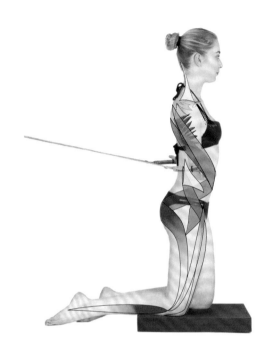

训练5A

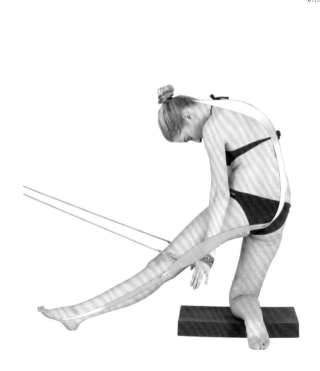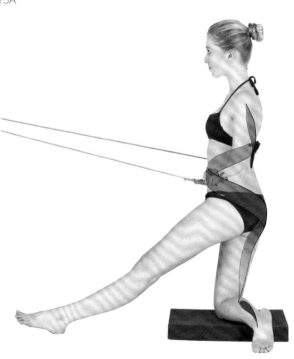

训练4A

双膝跪在垫子上，背对弹力绳，向后张开双臂，牵拉肩胛骨相互靠拢，骨盆向前推。

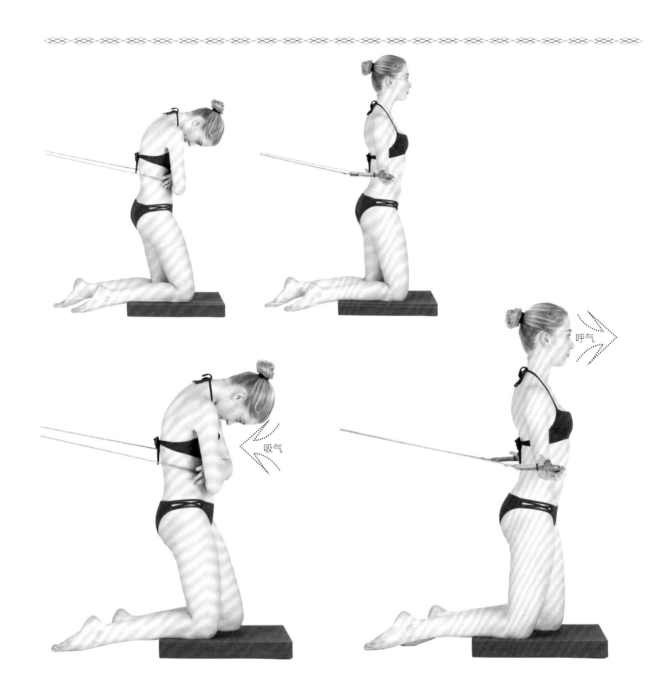

呼气

吸气

呼气

初始体位

◎ 双膝跪在垫子上，背对弹力绳；
◎ 背部弓起（形似猫背）；
◎ 双臂于身体前面交叉；
◎ 吸气。

训练过程

◎ 首先固定臀部、端正骨盆和拉直腰椎前凸；
◎ 逐渐形成跪立位平衡；
◎ 肘部向后拉，逐渐接近躯干后部；
◎ 动作结束时掌心朝上；
◎ 肘下部靠近脊柱，稍微下沉；
◎ 呼气至下腹部。

训练5A

面向弹力绳，单膝跪在垫子上，双臂向垫子方向拉，牵伸背部。

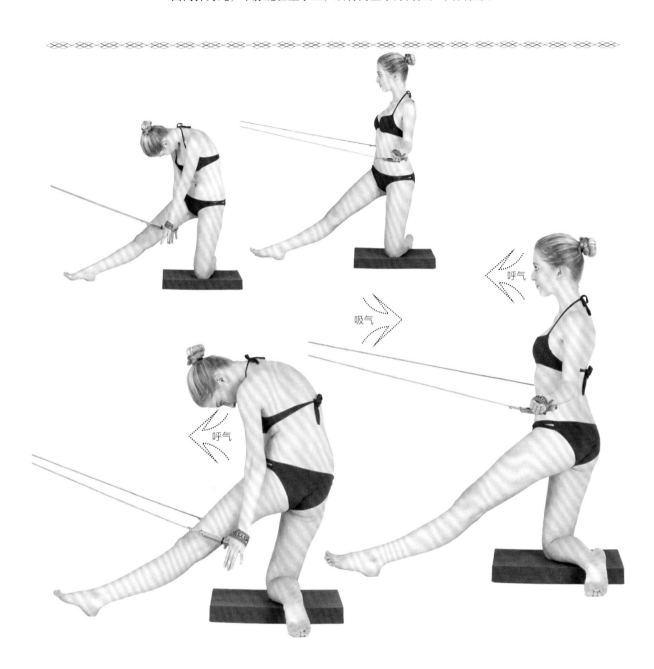

呼气

吸气

呼气

初始体位

◎ 单膝跪在垫子上，面向弹力绳；
◎ 左腿前伸，膝关节伸直；
◎ 双臂向弯曲腿的膝侧移动；
◎ 背部弓起（形似猫背）；
◎ 呼气。

训练过程

◎ 首先固定臀部、端正骨盆和拉直腰椎前凸；
◎ 身体逐渐在垂直轴上直立；
◎ 吸气；
◎ 肘部向后拉，逐渐接近躯干后部；
◎ 掌心朝上；
◎ 肩胛骨向脊柱靠拢，并下沉；
◎ 呼气至下腹部。

肌肉平衡——肩带、盆带和躯干的平衡

肌肉平衡是建立螺旋稳定的前提条件，肌肉失平衡会阻止螺旋肌肉链激活。

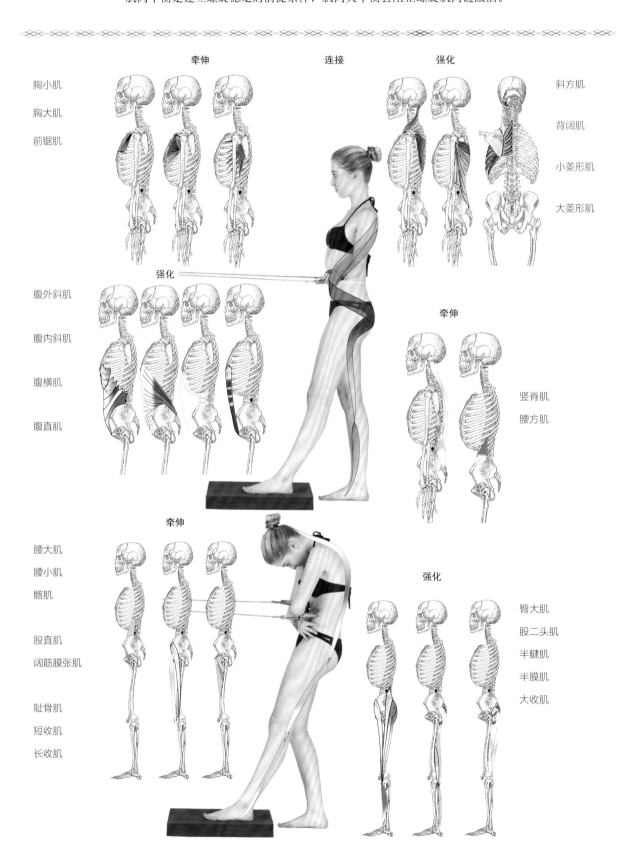

牵伸　　　　连接　　　　强化

胸小肌　　　　　　　　　　　　　　　　　斜方肌

胸大肌　　　　　　　　　　　　　　　　　背阔肌

前锯肌　　　　　　　　　　　　　　　　　小菱形肌

　　　　　　　　　　　　　　　　　　　　大菱形肌

强化

腹外斜肌　　　　　　　　　　　　牵伸

腹内斜肌

腹横肌　　　　　　　　　　　　　　　　竖脊肌

腹直肌　　　　　　　　　　　　　　　　腰方肌

牵伸

腰大肌

腰小肌　　　　　　　　　　　强化

髂肌　　　　　　　　　　　　　　　　　臀大肌

　　　　　　　　　　　　　　　　　　　股二头肌

股直肌　　　　　　　　　　　　　　　　半腱肌

阔筋膜张肌　　　　　　　　　　　　　　半膜肌

　　　　　　　　　　　　　　　　　　　大收肌

耻骨肌

短收肌

长收肌

训练1B、2B、3B

稳定躯干，强化肩胛间肌、腹部斜肌及臀肌，牵伸椎旁肌。

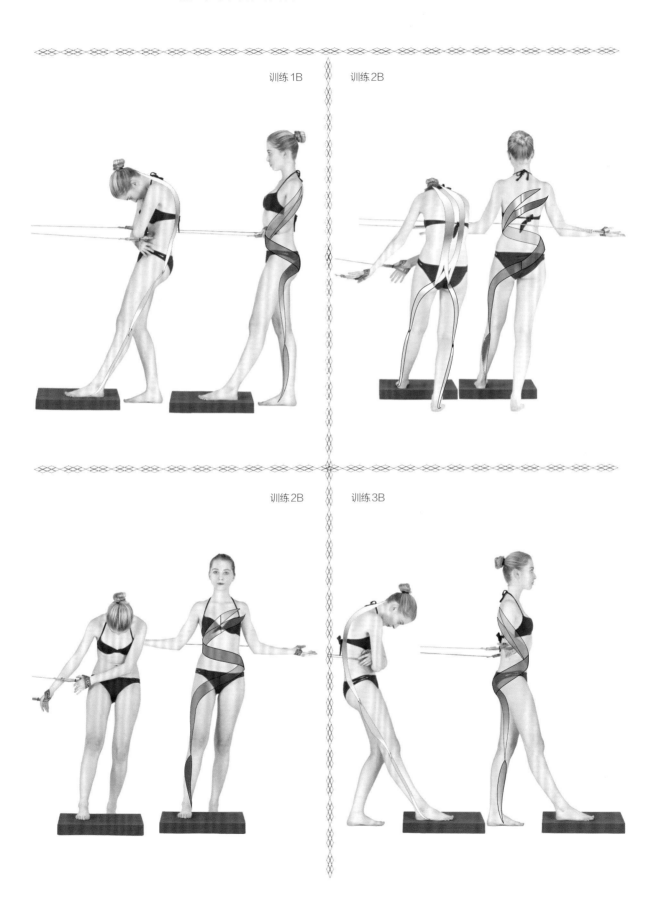

训练 1B　　训练 2B

训练 2B　　训练 3B

训练1B

一条腿置于垫子上，面向弹力绳站立，双臂后拉。

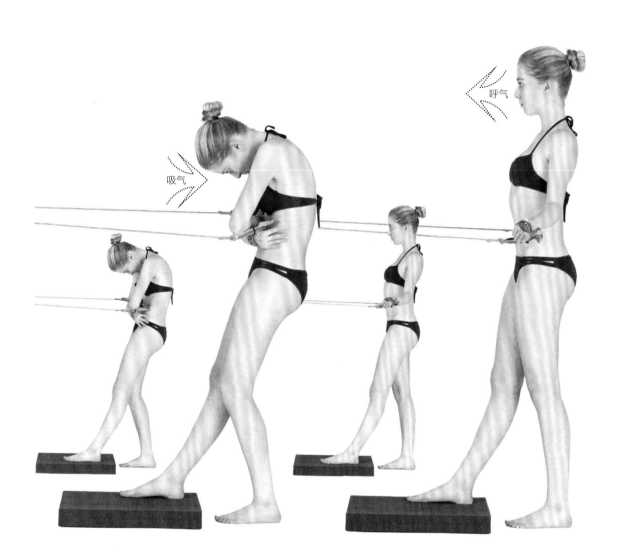

初始体位

◎ 面向弹力绳放松站立；

◎ 右腿向前伸直踏于垫子上；

◎ 左腿站于垫子后，膝关节弯曲；

◎ 背部弓起（形似猫背）；

◎ 吸气。

训练过程

◎ 首先固定臀部、端正骨盆和拉直腰椎前凸；

◎ 后腿（在这里为左腿）伸直；

◎ 逐渐形成站立位平衡；

◎ 双肘向后拉，逐渐接近躯干后部；

◎ 动作结束时，掌心朝上；

◎ 肩胛骨下部靠近脊柱并轻微下沉；

◎ 呼气至下腹部。

训练2B

侧向弹力绳，一条腿置于垫子上，单臂侧拉弹力绳。

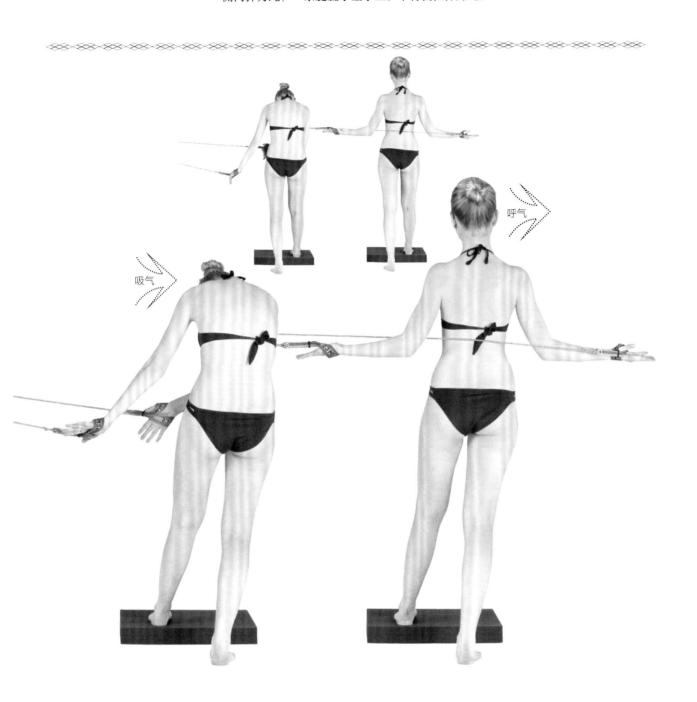

初始体位

◎ 侧向弹力绳，放松站立；
◎ 左腿向前伸直踏于垫子上；
◎ 右腿站于垫子后，膝关节弯曲；
◎ 背部弓起（形似猫背）；
◎ 吸气。

训练过程

◎ 首先固定臀部、端正骨盆和拉直腰椎前凸；
◎ 右腿伸直；
◎ 逐渐形成站立位平衡；
◎ 右臂举过头顶并向后移动，前臂水平拉直并掌心朝上；
◎ 双侧肩胛骨被用力拉动靠近脊柱并下沉；
◎ 呼气至下腹部。

训练2B

侧向弹力绳站立，一条腿置于垫子上，单臂侧拉弹力绳。

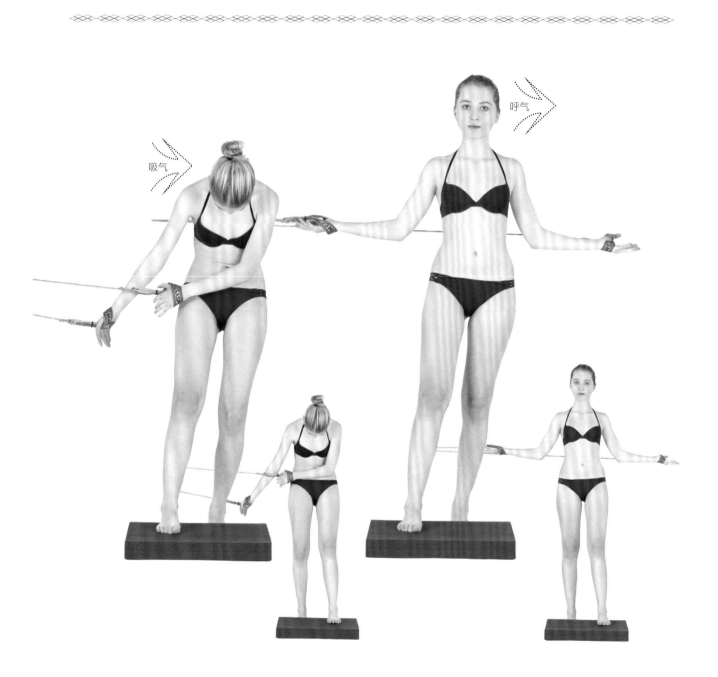

吸气

呼气

初始体位

◎ 侧向弹力绳，放松站立；
◎ 右腿向前伸直踏于垫子上；
◎ 左腿站于垫子后，膝关节弯曲；
◎ 背部弓起（形似猫背）；
◎ 吸气。

训练过程

◎ 首先固定臀部、端正骨盆和拉直腰椎前凸；
◎ 左腿伸直；
◎ 逐渐形成站立位平衡；
◎ 左臂举过头顶并向后移动，前臂水平拉直并掌心朝上；
◎ 双侧肩胛骨被用力拉动靠近脊柱并下降；
◎ 呼气至下腹部。

训练3B

背向弹力绳站立，一条腿置于垫子上，双臂向后张开，两侧肩胛骨相互靠拢。

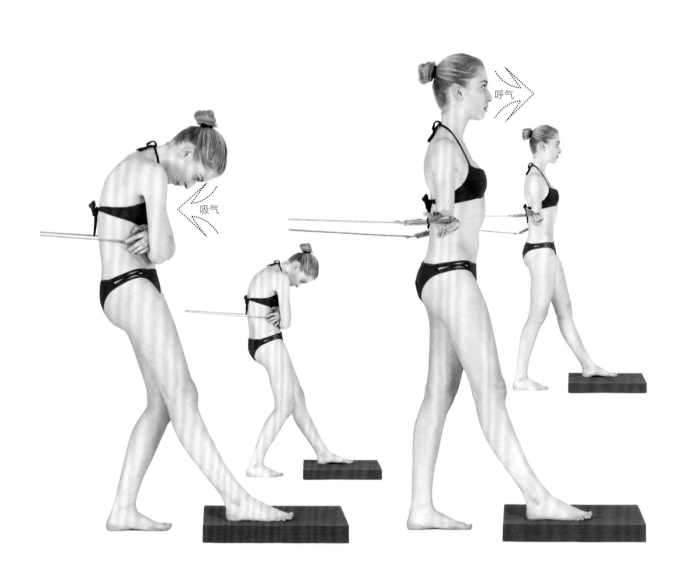

初始体位

◎ 身体背向弹力绳，放松站立；
◎ 右腿向前伸直踏于垫子上；
◎ 左腿站于垫子后，膝关节弯曲；
◎ 背部弓起（形似猫背）；
◎ 吸气。

训练过程

◎ 首先固定臀部、端正骨盆和拉直腰椎前凸；
◎ 左腿伸直；
◎ 逐渐形成站立位平衡；
◎ 双肘向后拉，逐渐接近躯干后部；
◎ 动作结束时，掌心朝上；
◎ 肩胛骨下部靠近脊柱并轻微下沉；
◎ 呼气至下腹部。

肌肉平衡——肩带、盆带和躯干的平衡

肌肉平衡是建立螺旋稳定的前提条件，肌肉失平衡会阻止螺旋肌肉链激活。

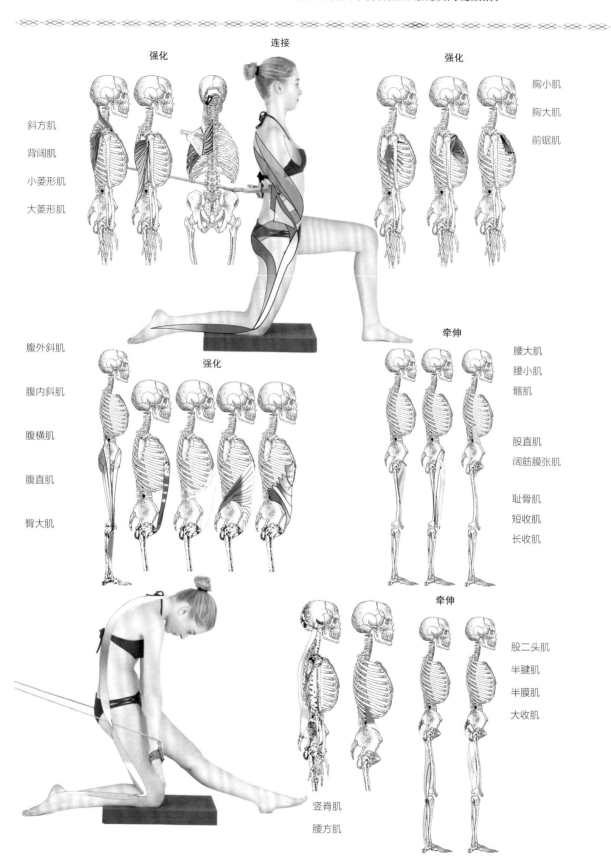

连接

强化　　　　　　　　　　　　　　　　　强化

斜方肌
背阔肌
小菱形肌
大菱形肌

胸小肌
胸大肌
前锯肌

腹外斜肌
腹内斜肌
腹横肌
腹直肌
臀大肌

强化

牵伸

腰大肌
腰小肌
髂肌

股直肌
阔筋膜张肌

耻骨肌
短收肌
长收肌

牵伸

股二头肌
半腱肌
半膜肌
大收肌

竖脊肌
腰方肌

训练4B1、4B2、4B3、4B4

稳定躯干，强化肩胛间肌、腹部斜肌及臀肌。

牵伸盆带和肩带前肌群，牵伸背部。

训练4B1　训练4B2

训练4B3　训练4B4

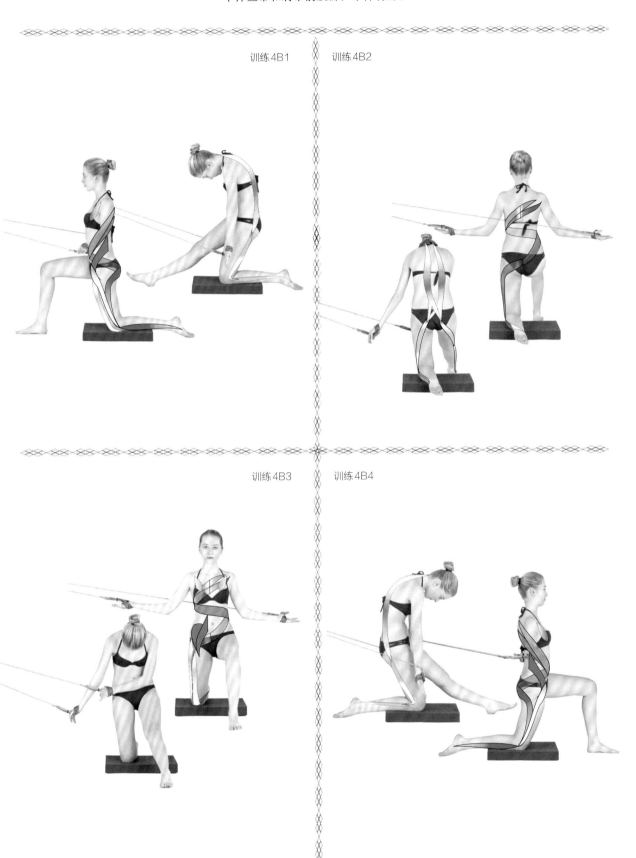

训练4B1

面向弹力绳，单膝跪立于垫子上，双臂打开后展，牵拉两侧肩胛骨相互靠拢，向前推骨盆。

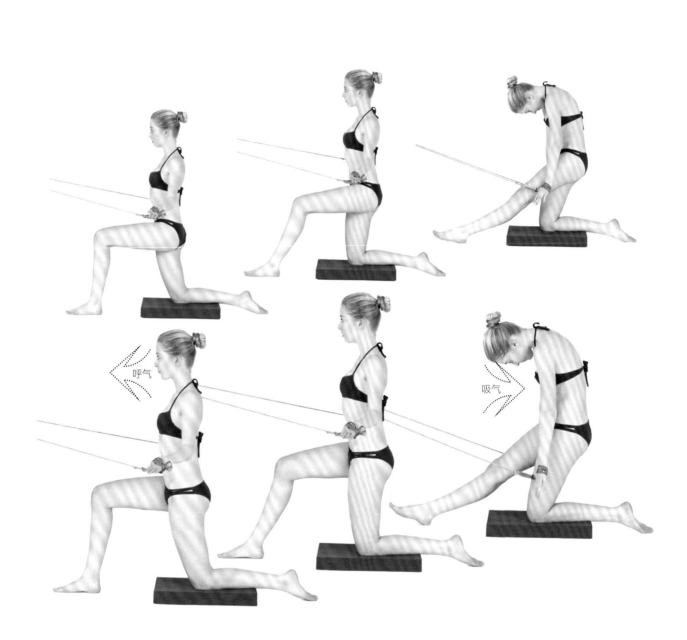

初始体位

◎ 面向弹力绳，左膝跪于垫子上；
◎ 背部弓起（形似猫背）；
◎ 双臂向跪立的膝关节伸直；
◎ 吸气。

训练过程

◎ 首先固定臀部、端正骨盆和拉直腰椎前凸；
◎ 逐渐形成跪立位平衡；
◎ 肘关节逐渐后拉至躯干后部；
◎ 动作结束时，掌心朝上；
◎ 肩胛骨下部靠近脊柱并轻微下沉；
◎ 呼气至下腹部；
◎ 沿水平位将骨盆向前推，同时骨盆前部轻微升高。

训练4B2

侧对弹力绳，单膝跪立于垫子上，双臂打开后展，两侧肩胛骨相互靠拢，向前推骨盆。

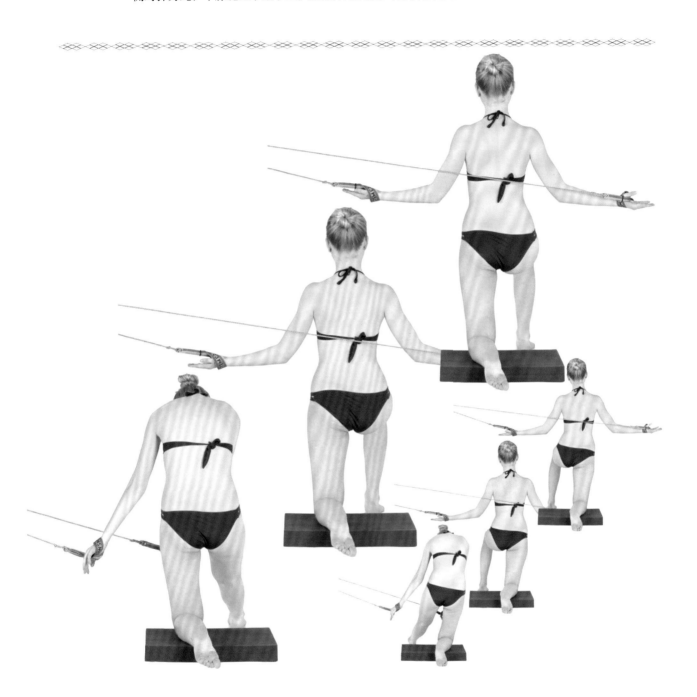

初始体位

◎ 侧对弹力绳，左膝跪于垫子上；
◎ 背部弓起（形似猫背）；
◎ 双臂向跪立的膝关节伸直；
◎ 吸气。

训练过程

◎ 首先固定臀部、端正骨盆和拉直腰椎前凸；
◎ 逐渐形成跪立位平衡；
◎ 右臂举过头顶并向后移动，前臂水平拉直并掌心朝上；
◎ 右侧肩胛骨被用力拉动靠近脊柱并下沉；
◎ 呼气至下腹部；
◎ 沿水平位将骨盆向前推，同时骨盆前部轻微升高。

训练4B3

背向弹力绳，单膝跪立于垫子上，双臂打开后展，两侧肩胛骨相互靠拢，向前推骨盆。

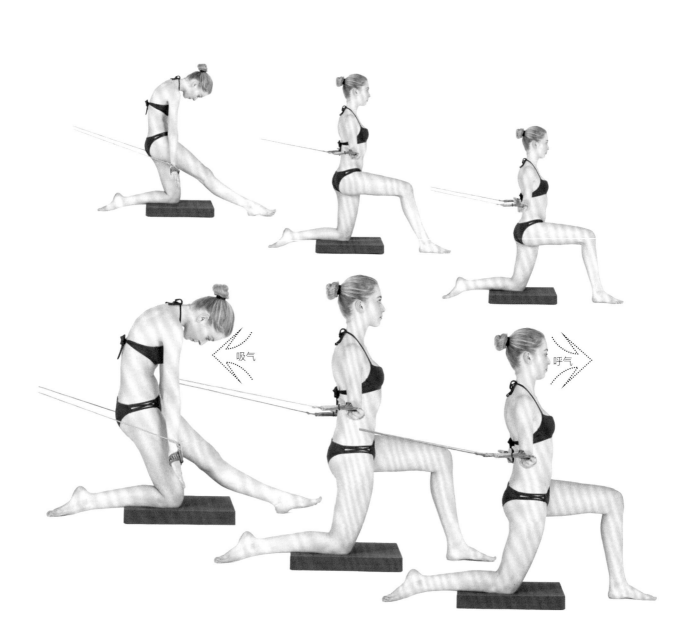

吸气

呼气

初始体位

◎ 背向弹力绳，右膝跪于垫子上；
◎ 背部弓起（形似猫背）；
◎ 双臂向跪立的膝关节伸直；
◎ 吸气。

训练过程

◎ 首先固定臀部、端正骨盆和拉直腰椎前凸；
◎ 逐渐形成跪立位平衡；
◎ 肘关节逐渐后拉至躯干后部；
◎ 动作结束时，掌心朝上；
◎ 肩胛骨下部靠近脊柱并轻微下沉；
◎ 呼气至下腹部；
◎ 沿水平位将骨盆向前推，同时骨盆前部轻微升高。

训练4B4

side 侧对弹力绳，单膝跪立于垫子上，双臂打开后展，两侧肩胛骨相互靠拢，向前推骨盆。

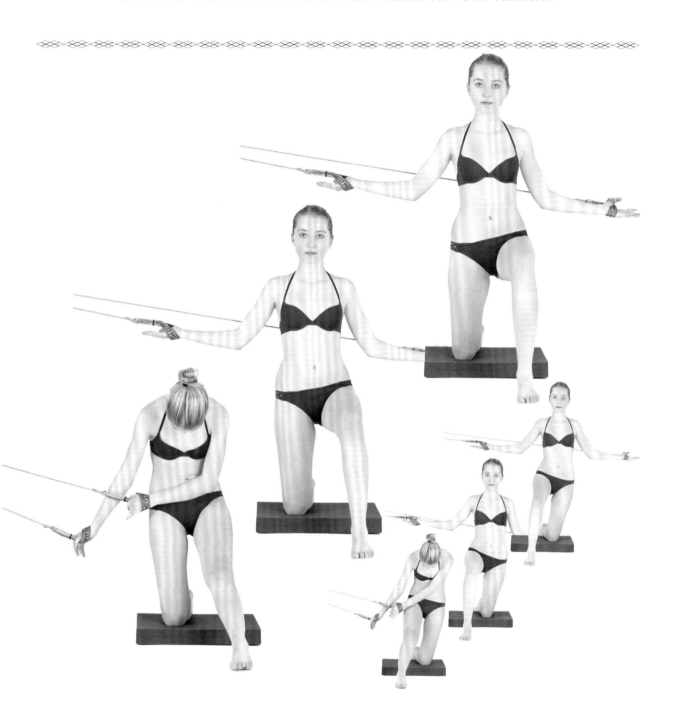

初始体位

◎ 侧对弹力绳，右膝跪于垫子上；
◎ 背部弓起（形似猫背）；
◎ 双臂向跪立的膝关节伸直；
◎ 吸气。

训练过程

◎ 首先固定臀部、端正骨盆和拉直腰椎前凸；
◎ 逐渐形成跪立位平衡；
◎ 左臂举过头顶并向后移动，前臂水平拉直并掌心朝上；
◎ 肩胛骨被用力拉动靠近脊柱并下沉；
◎ 呼气至下腹部；
◎ 沿水平位将骨盆向前推，同时骨盆前部轻微升高。

肌肉平衡——肩带、盆带和躯干的平衡

肌肉平衡是建立螺旋稳定的前提条件，肌肉失平衡会阻止螺旋肌肉链激活。

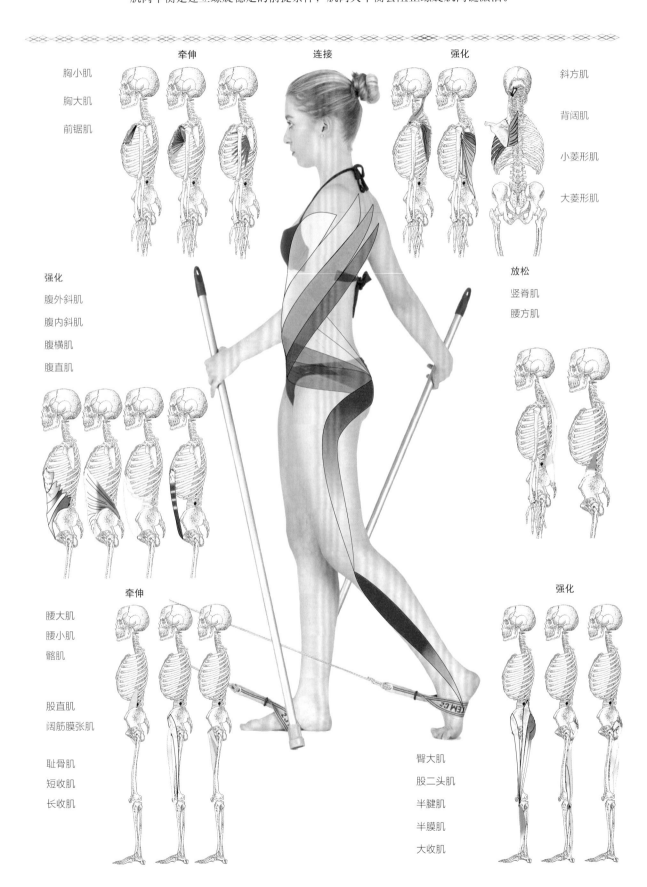

牵伸

连接

强化

胸小肌

胸大肌

前锯肌

斜方肌

背阔肌

小菱形肌

大菱形肌

强化

腹外斜肌

腹内斜肌

腹横肌

腹直肌

放松

竖脊肌

腰方肌

牵伸

腰大肌

腰小肌

髂肌

股直肌

阔筋膜张肌

耻骨肌

短收肌

长收肌

强化

臀大肌

股二头肌

半腱肌

半膜肌

大收肌

训练11、12、13、14

稳定躯干，强化肩胛间肌、腹部斜肌和臀肌，牵伸肩带前肌群，牵伸背部。

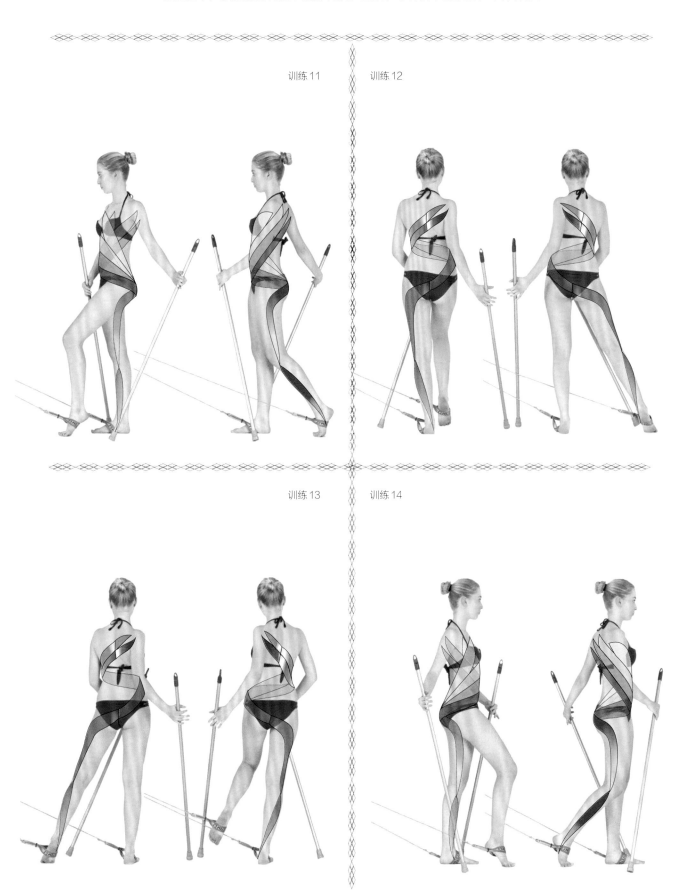

训练11　　　　训练12

训练13　　　　训练14

训练11

面对弹力绳，单腿站立，向后牵拉不同侧的上下肢。

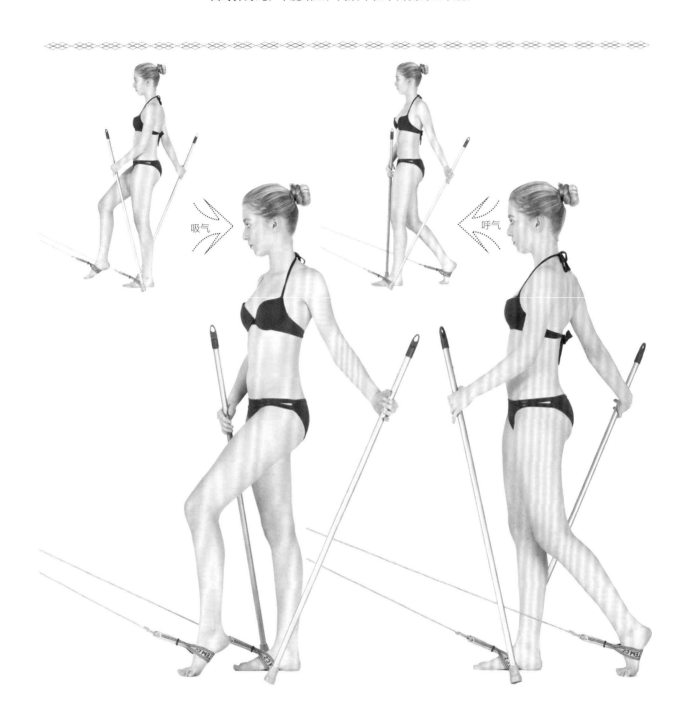

吸气

呼气

初始体位

◎ 面对弹力绳，右腿放松站立；
◎ 左腿和右臂向前；
◎ 吸气。

训练过程

◎ 右腿站立，固定臀部，训练开始；
◎ 骨盆和腰椎挺直，站立位平衡；
◎ 左腿向后移动，支撑于地面；
◎ 训练结束时，双侧臀部加强固定；
◎ 呼气至下腹部。

训练12

侧对弹力绳，单腿站立，另一侧腿向侧方拉，臂反向移动。

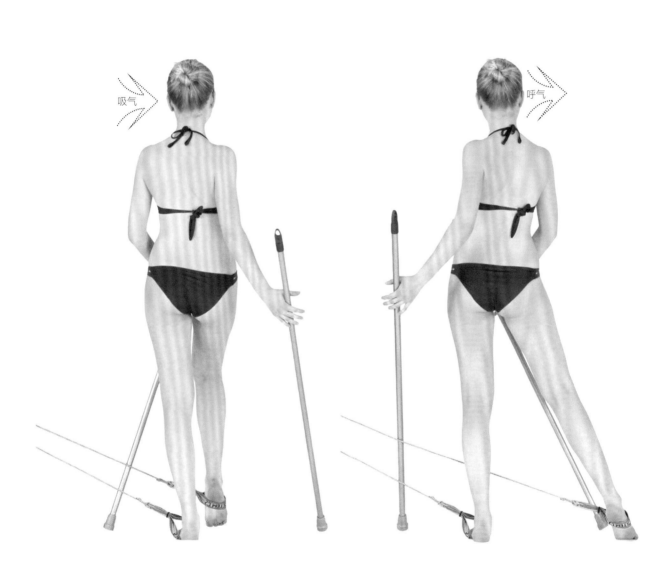

初始体位

◎ 侧对弹力绳站立；
◎ 左腿为站立腿；
◎ 右腿和左臂向前；
◎ 吸气。

训练过程

◎ 左腿站立，固定臀部，训练开始；
◎ 骨盆和腰椎挺直，站立位平衡；
◎ 右腿侧移，支撑于地面；
◎ 左臂向后移；
◎ 训练结束时，双侧臀部加强固定；
◎ 呼气至下腹部。

训练13

　　　　　侧对弹力绳，单腿站立，将另一侧腿拉向身体，臂反向移动。

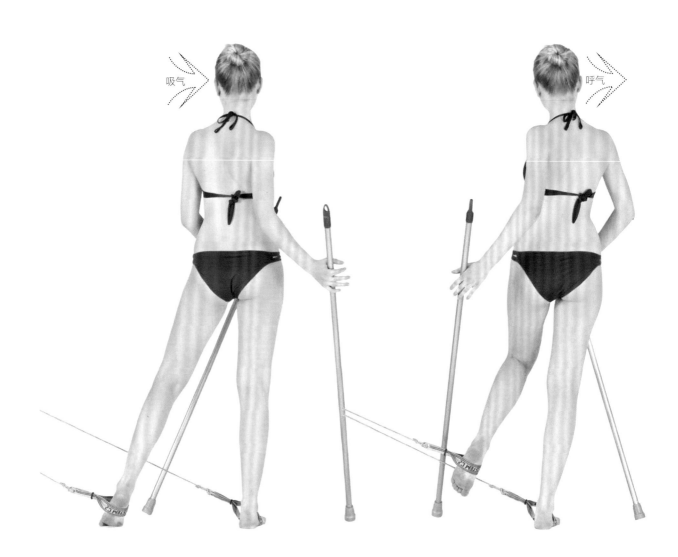

初始体位

　◎ 侧对弹力绳，右腿站立；
　◎ 左腿向侧方牵拉；
　◎ 左臂向前；
　◎ 吸气。

训练过程

　◎ 右腿站立，固定臀部，训练开始；
　◎ 骨盆和腰椎挺直，站立位平衡；
　◎ 左腿移向身体中心；
　◎ 左臂移至身体后方；
　◎ 训练结束时，双侧臀部加强固定；
　◎ 呼气至下腹部。

训练14

背向弹力绳，单腿站立，向后牵拉不同侧的上下肢。

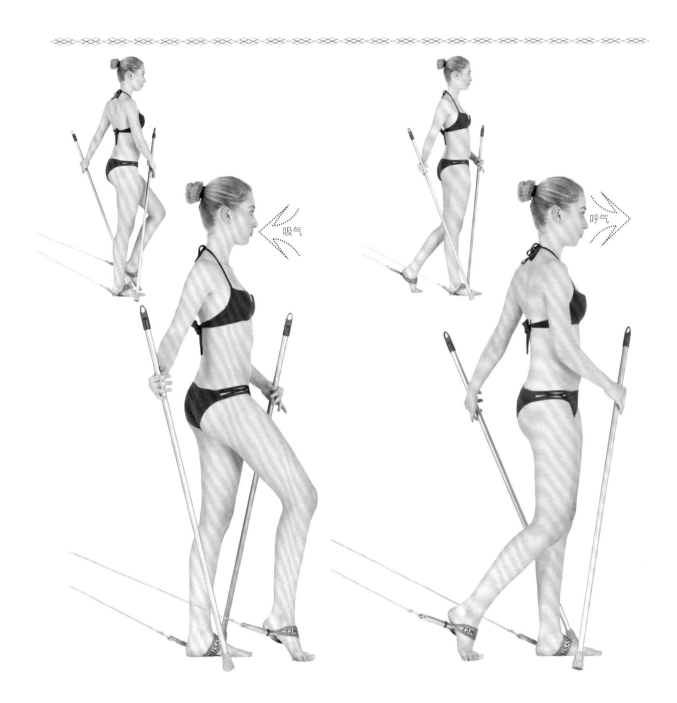

吸气

呼气

初始体位

◎ 背向弹力绳，左腿放松站立；

◎ 右腿和左臂向前；

◎ 吸气。

训练过程

◎ 左腿站立，固定臀部，训练开始；

◎ 骨盆和腰椎挺直，站立位平衡；

◎ 右腿向后移动，支撑于地面；

◎ 左臂后移至身体后方；

◎ 训练结束时，双侧臀部加强固定；

◎ 呼气至下腹部。

肌肉平衡——肩带、盆带和躯干的平衡

肌肉平衡是建立螺旋稳定的前提条件，肌肉失平衡会阻止螺旋肌肉链激活。

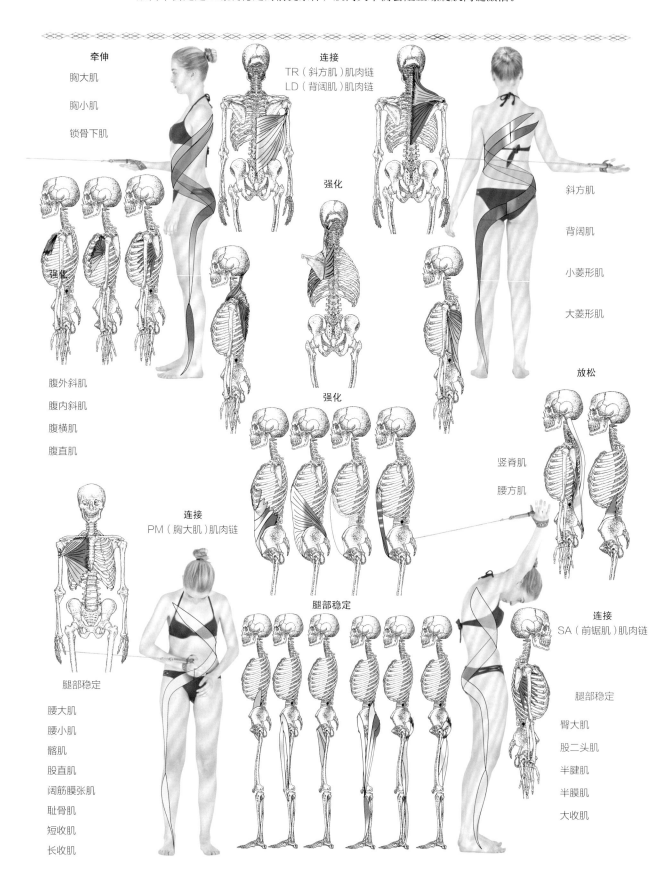

牵伸

胸大肌

胸小肌

锁骨下肌

连接
TR（斜方肌）肌肉链
LD（背阔肌）肌肉链

强化

斜方肌

背阔肌

小菱形肌

大菱形肌

强化

腹外斜肌

腹内斜肌

腹横肌

腹直肌

强化

放松

竖脊肌

腰方肌

连接
PM（胸大肌）肌肉链

腿部稳定

连接
SA（前锯肌）肌肉链

腿部稳定

腰大肌

腰小肌

髂肌

股直肌

阔筋膜张肌

耻骨肌

短收肌

长收肌

腿部稳定

臀大肌

股二头肌

半腱肌

半膜肌

大收肌

训练7A、8A、9A、10A

稳定躯干，强化肩胛间肌、胸肌、前锯肌和臀肌，牵伸背部。

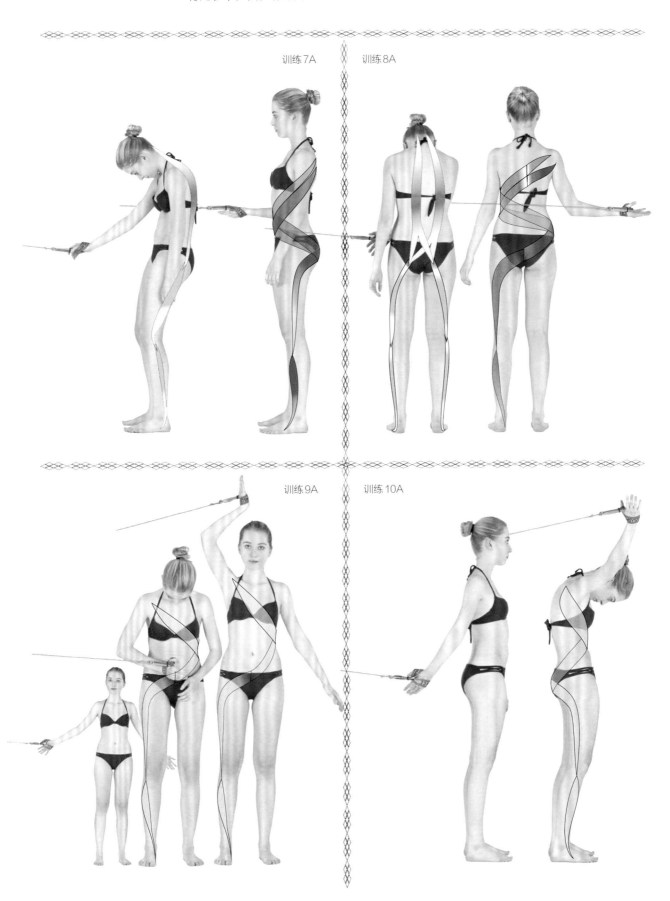

训练7A　　训练8A

训练9A　　训练10A

面向弹力绳，双腿站立，单臂向后牵拉。

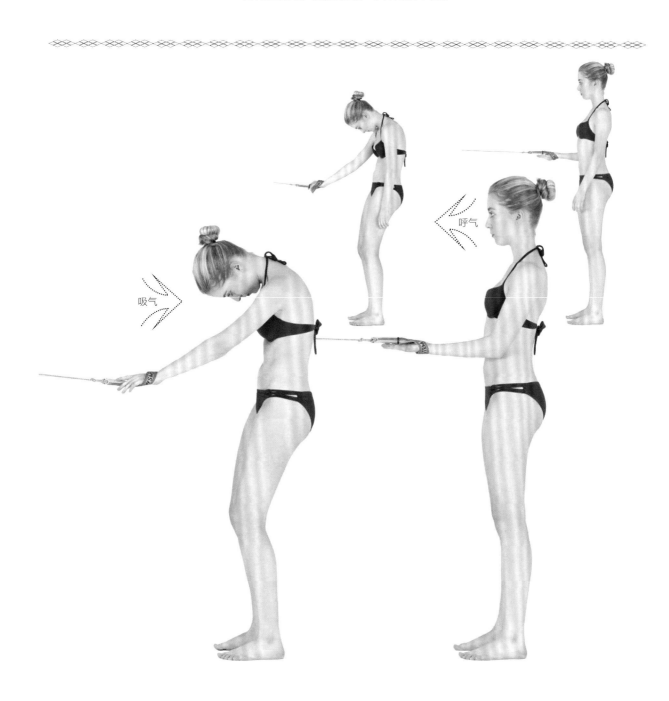

初始体位

◎ 面向弹力绳，放松站立；
◎ 背部弓起（形似猫背）；
◎ 双腿略弯曲；
◎ 左臂自然前伸；
◎ 吸气。

训练过程

◎ 固定臀部、端正骨盆和拉直腰椎前凸，训练开始；
◎ 逐渐形成站立位平衡；
◎ 左肘向后拉至躯干后部；
◎ 动作结束时掌心向上；
◎ 左肩胛骨下部接近脊柱并轻微下沉；
◎ 呼气至下腹部。

右臂重复训练。

训练8A

侧对弹力绳，双腿站立，单臂侧拉。

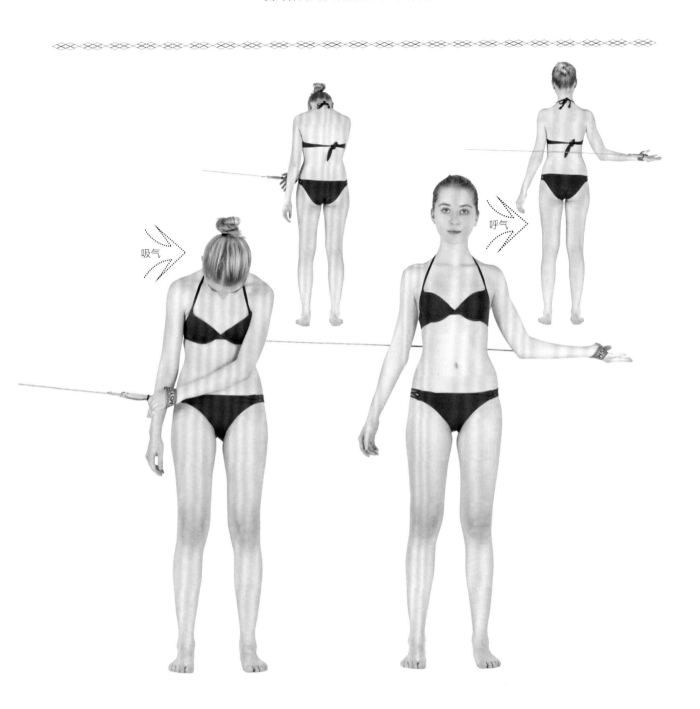

初始体位

◎ 侧对弹力绳，放松站立；
◎ 背部弓起（形似猫背）；
◎ 双腿略弯曲；
◎ 左臂在身体前自然伸展；
◎ 吸气。

训练过程

◎ 固定臀部、端正骨盆和拉直腰椎前凸，训练开始；
◎ 逐渐形成站立位平衡；
◎ 左臂上举高过头部并向后移，前臂水平拉直，掌心向上；
◎ 肩胛骨拉向脊柱并下沉；
◎ 呼气至下腹部。

右臂重复训练。

训练9A

背对弹力绳，双腿站立，单臂向前绕环。

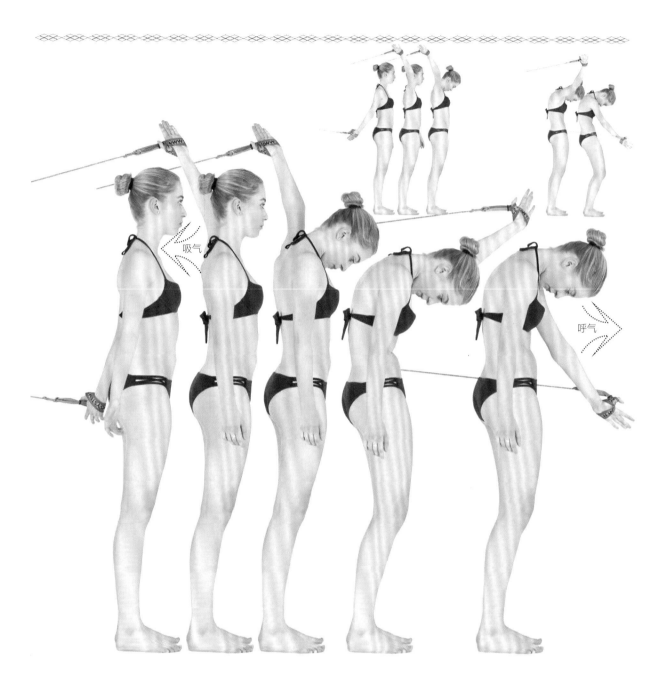

初始体位

◎ 背对弹力绳，放松站立；

◎ 吸气。

训练过程

◎ 固定臀部、端正骨盆和拉直腰椎前凸，训练开始；

◎ 逐渐形成站立位平衡；

◎ 左臂向后拉过头顶；

◎ 低头，胸贴向骨盆方向；

◎ 背部弓起（形似猫背）；

◎ 左臂慢慢下移；

◎ 双腿略弯曲；

◎ 呼气至下腹部。

右臂重复训练。

训练10A

侧对弹力绳，双腿站立，单臂在身体前方牵拉。

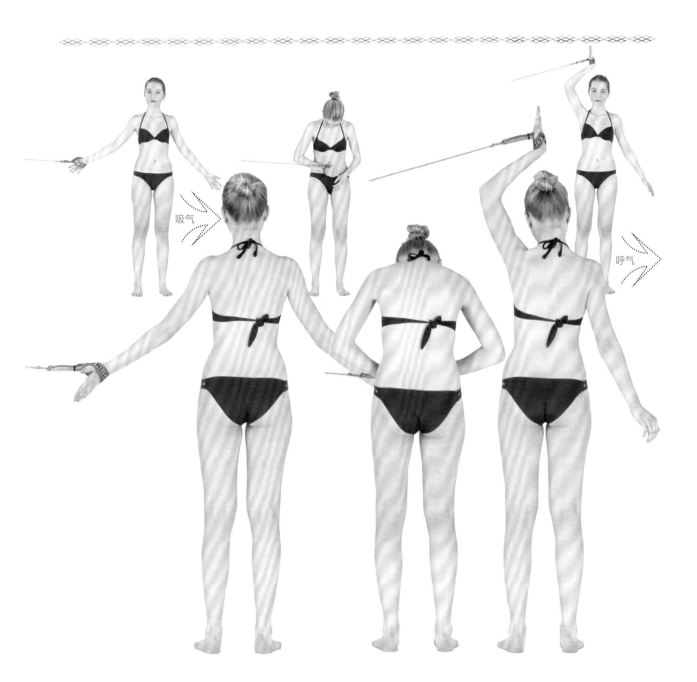

吸气

呼气

初始体位
◎ 侧对弹力绳，放松站立；
◎ 双腿伸直；
◎ 左臂自然伸向侧面；
◎ 吸气。

训练过程A
◎ 固定臀部，训练开始，左臂拉向身体前方；
◎ 双腿略弯曲；
◎ 背部弓起（形似猫背）。

训练过程B
◎ 固定臀部，训练开始，左臂拉至身体前方，并向上超过头顶；
◎ 逐渐形成站立位平衡；
◎ 呼气至下腹部。

右臂重复训练。

肌肉平衡——肩带、盆带和躯干的平衡

肌肉平衡是建立螺旋稳定的前提条件，肌肉失平衡会阻止螺旋肌肉链激活。

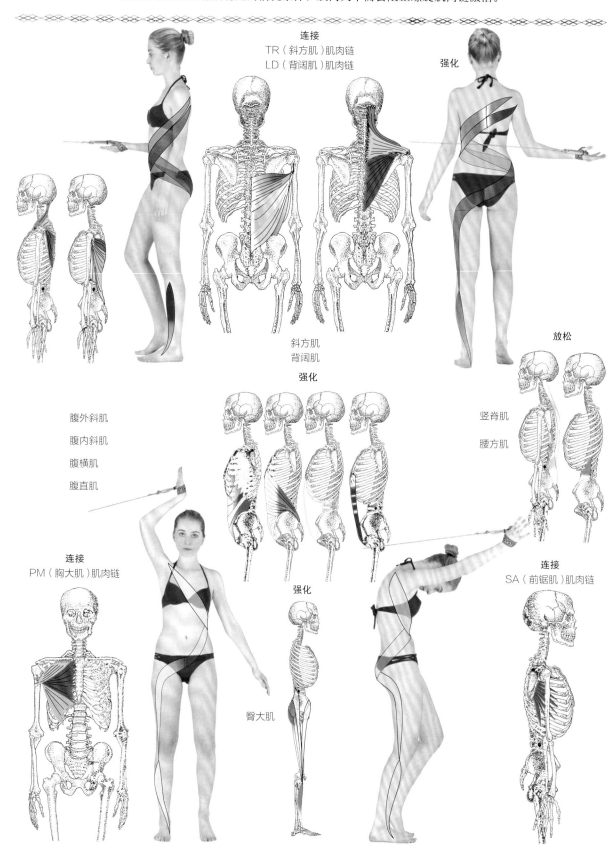

连接
TR（斜方肌）肌肉链
LD（背阔肌）肌肉链

强化

斜方肌
背阔肌

放松

竖脊肌

腰方肌

强化

腹外斜肌

腹内斜肌

腹横肌

腹直肌

连接
PM（胸大肌）肌肉链

强化

臀大肌

连接
SA（前锯肌）肌肉链

训练7B、8B、9B、10B

稳定躯干，强化肩胛间肌、胸肌、腹部斜肌、前锯肌和臀肌，牵伸背部，形成足弓。

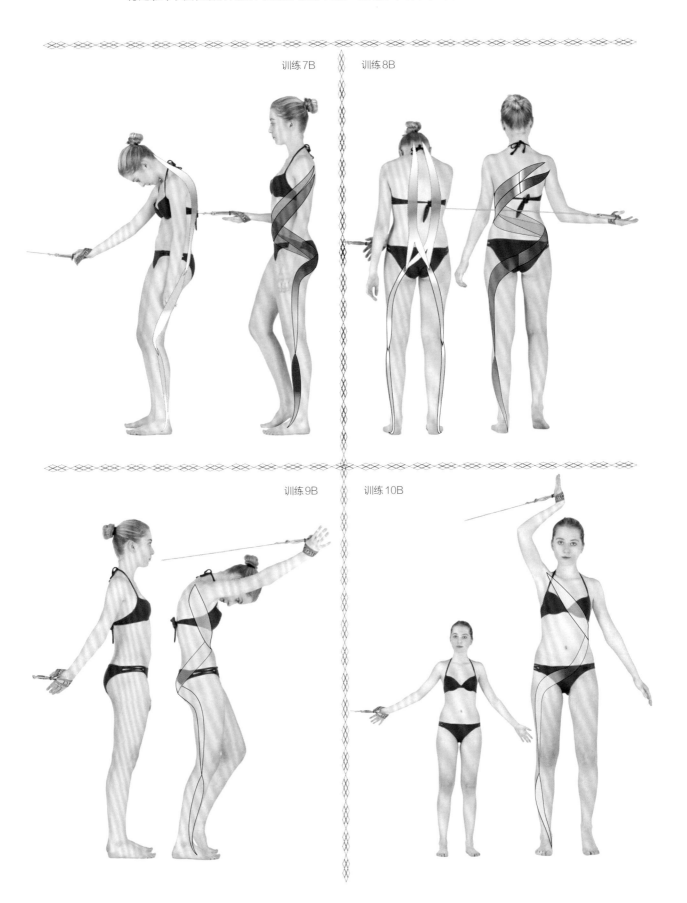

训练7B

训练8B

训练9B

训练10B

訓练7B

面向弹力绳，双腿站立，单臂向后拉，脚跟交替抬起。

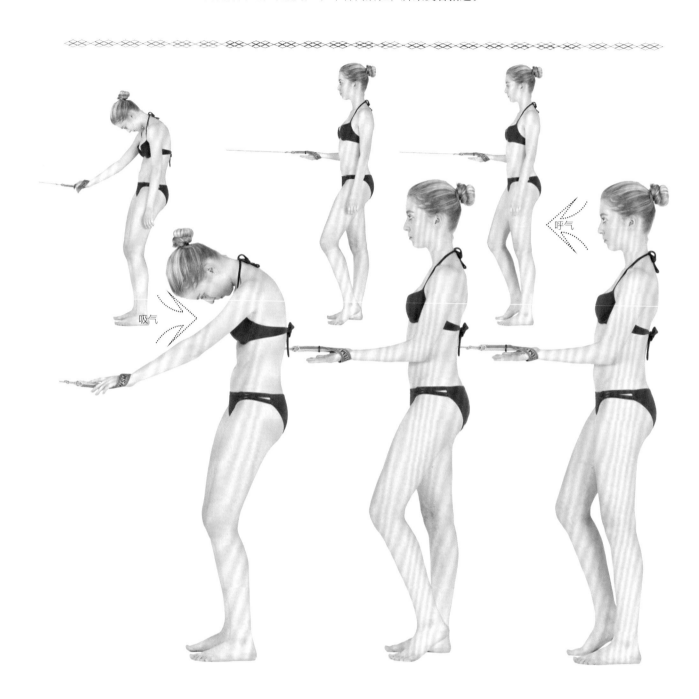

初始体位

◎ 面向弹力绳，放松站立；
◎ 背部弓起（形似猫背）；
◎ 双腿略弯曲；
◎ 左臂自然前伸；
◎ 吸气。

训练过程

◎ 固定臀部、端正骨盆和拉直腰椎前凸，训练开始；
◎ 逐渐形成站立位平衡；
◎ 左肘向后拉至躯干后部；
◎ 动作结束时掌心向上；
◎ 左肩胛骨下部靠近脊柱并微微下沉；
◎ 脚跟交替抬起；
◎ 呼气至下腹部。

右臂重复以上运动。

训练8B

侧对弹力绳，双腿站立，单臂侧拉，脚跟交替抬起。

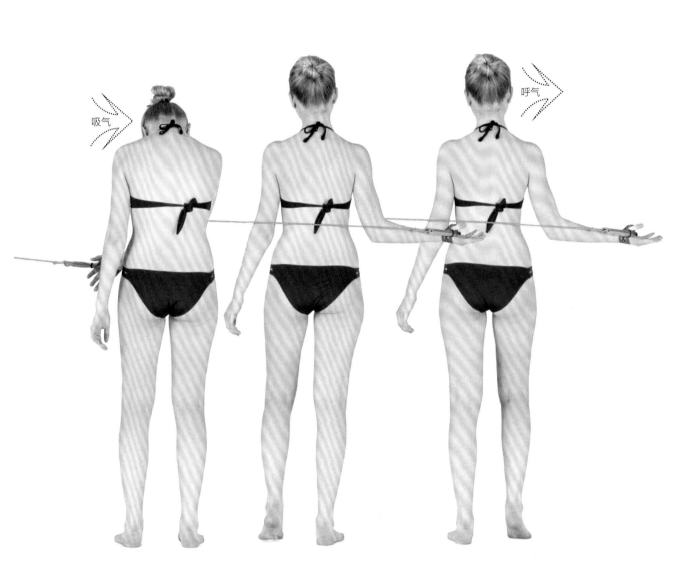

初始体位

◎ 侧对弹力绳，放松站立；

◎ 背部弓起（形似猫背）；

◎ 双腿略弯曲；

◎ 右臂在身体前自然伸向左侧；

◎ 吸气。

训练过程

◎ 固定臀部、端正骨盆和拉直腰椎前凸，训练开始；

◎ 逐渐形成站立位平衡；

◎ 右臂抬到头顶，然后向后伸，直至前臂水平拉直，掌心朝上；

◎ 肩胛骨向脊柱用力靠拢，并下沉；

◎ 脚跟交替抬起；

◎ 呼气至下腹部。

训练9B

背对弹力绳，双腿站立，单臂向前绕环，脚跟交替抬起。

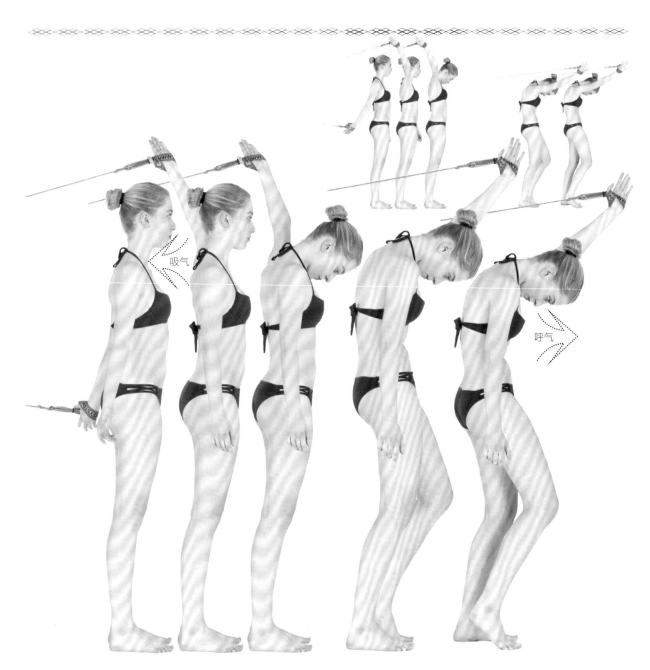

初始体位
◎ 背对弹力绳，放松站立；
◎ 吸气。

训练过程
◎ 固定臀部、端正骨盆和拉直腰椎前凸，训练开始；
◎ 逐渐形成站立位平衡；
◎ 左臂拉过头顶；
◎ 低头，胸部贴向骨盆方向；
◎ 背部弓起（形似猫背）；
◎ 脚跟交替抬起；
◎ 左臂缓慢放下；
◎ 呼气至下腹部。

右臂重复以上运动。

训练10B

侧对弹力绳，双腿站立，单臂在身体前方牵拉并越过头顶，脚跟交替抬起。

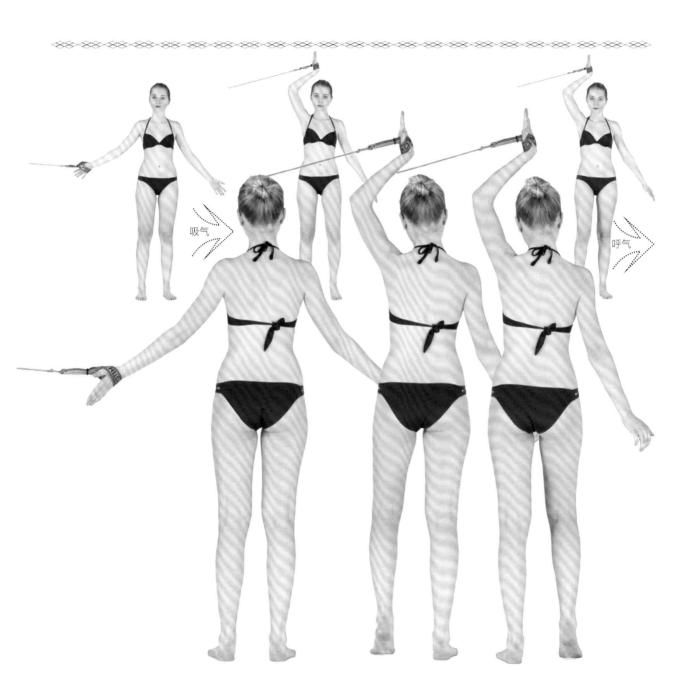

初始体位

◎ 侧对弹力绳，放松站立；

◎ 双腿伸直；

◎ 左臂自然伸向侧面；

◎ 吸气。

训练过程

◎ 固定臀部，训练开始，左臂拉至身体前方，并向
上超过头顶；

◎ 脚跟交替抬起；

◎ 呼气至下腹部。

右臂重复以上动作。

肌肉平衡——肩带、盆带和躯干的平衡

肌肉平衡是建立螺旋稳定的前提条件，肌肉失平衡会阻止螺旋肌肉链激活。

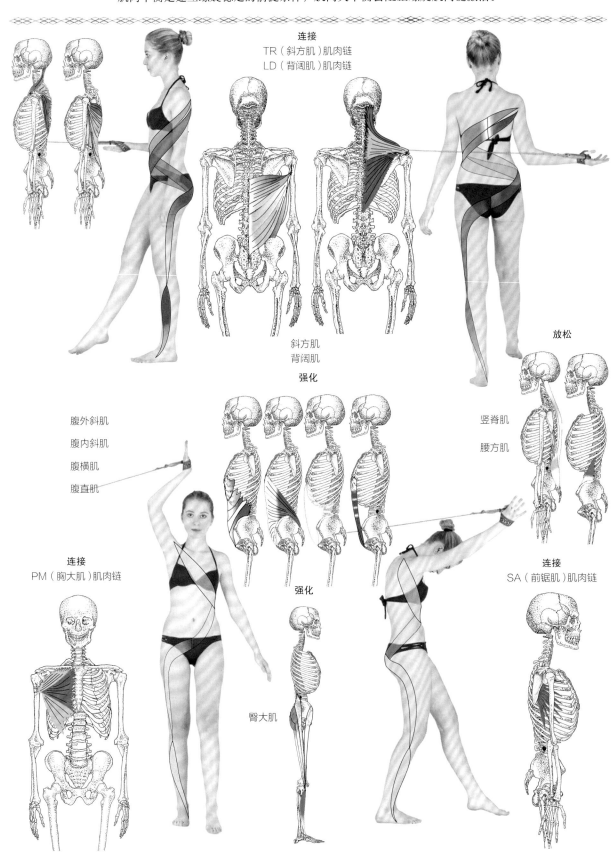

连接
TR（斜方肌）肌肉链
LD（背阔肌）肌肉链

放松

斜方肌
背阔肌

强化

腹外斜肌

腹内斜肌

腹横肌

腹直肌

竖脊肌

腰方肌

连接
PM（胸大肌）肌肉链

强化

臀大肌

连接
SA（前锯肌）肌肉链

训练7C、8C、9C、10C

稳定躯干，强化肩胛间肌、胸肌、腹部斜肌、前锯肌和臀肌，牵伸背部，形成足弓。

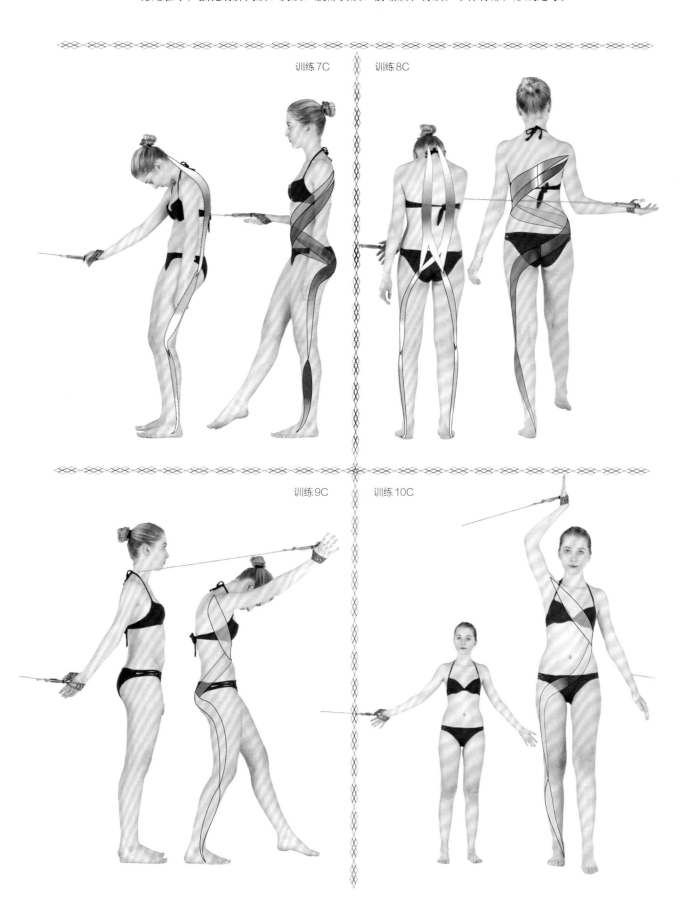

训练7C 训练8C

训练9C 训练10C

训练7C

面向弹力绳，双腿站立，单臂向后拉，双腿交替抬高。

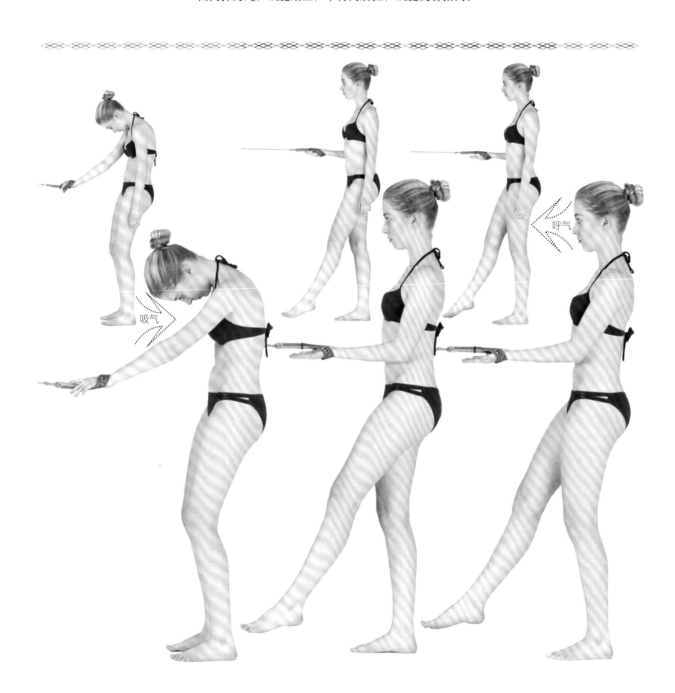

吸气

呼气

初始体位

◎ 面向弹力绳，放松站立；
◎ 背部弓起（形似猫背）；
◎ 双腿略弯曲；
◎ 左臂自然伸向前方；
◎ 吸气。

训练过程

◎ 固定臀部、端正骨盆和拉直腰椎前凸，训练开始；
◎ 逐渐形成站立位平衡；
◎ 左肘向后拉至背部；
◎ 动作结束时掌心朝上；
◎ 左肩胛骨下侧用力向脊柱靠拢并略微下沉；
◎ 通过提胯，双腿交替抬高；
◎ 呼气至下腹部。

右臂重复以上运动。

训练8C

侧对弹力绳，双腿站立，单臂侧向拉绳，双腿交替抬高。

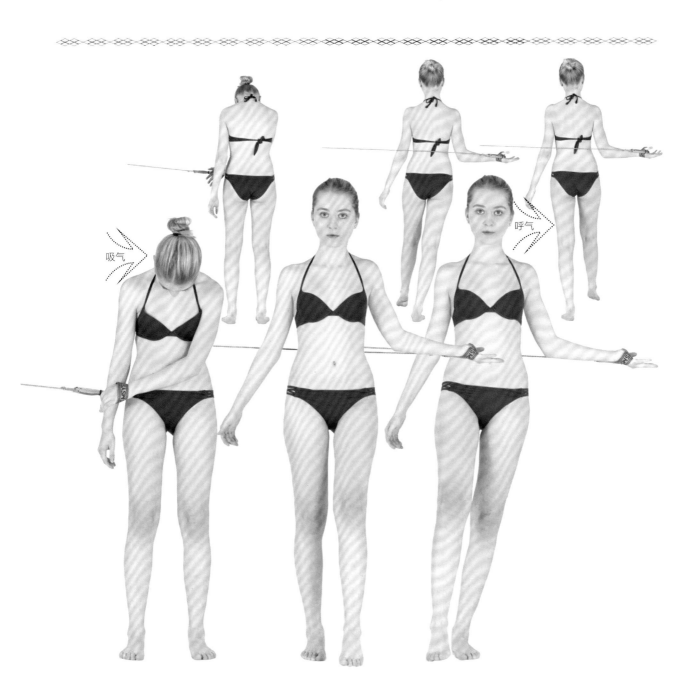

吸气

呼气

初始体位

◎ 侧对弹力绳，放松站立；
◎ 背部弓起（形似猫背）；
◎ 双腿略弯曲；
◎ 左臂在身体前自然伸向右侧；
◎ 吸气。

训练过程

◎ 固定臀部、端正骨盆和拉直腰椎前凸，训练开始；
◎ 逐渐形成站立位平衡；
◎ 左臂抬到头顶，然后向后伸，直至前臂水平拉直，掌心朝上；
◎ 左肩胛骨向脊柱用力靠拢，并下沉；
◎ 通过提胯，双腿交替抬高；
◎ 呼气至下腹部。

右臂重复以上运动。

训练9C

背对弹力绳，双腿站立，单臂向前绕环，双腿交替抬高。

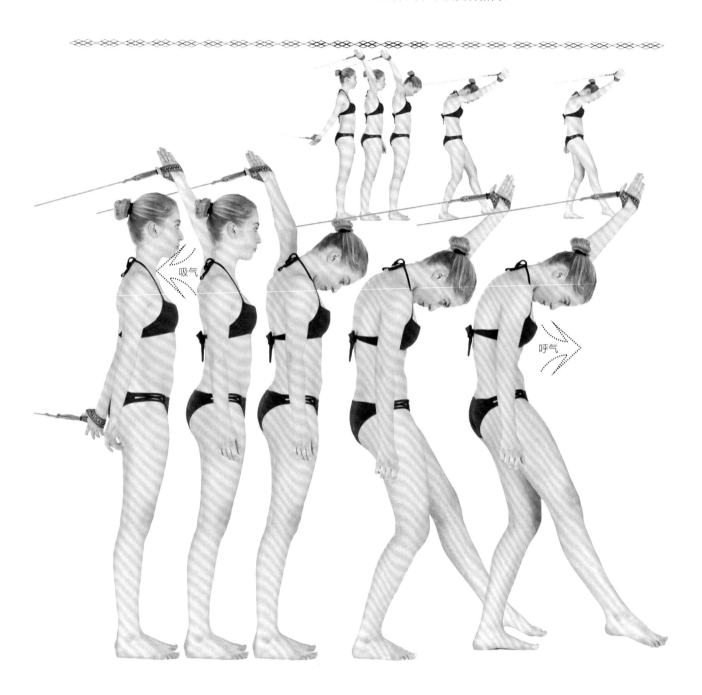

初始体位
◎ 背对弹力绳，放松站立；
◎ 吸气。

训练过程
◎ 固定臀部、端正骨盆和拉直腰椎前凸，训练开始；
◎ 逐渐形成站立位平衡；
◎ 左臂向后拉过头顶；
◎ 低头，胸贴向骨盆方向；
◎ 背部弓起（形似猫背）；
◎ 通过提胯，双腿交替抬高；
◎ 呼气至下腹部。

右臂重复以上运动。

训练10C

侧对弹力绳，双腿站立，单臂在身体前方牵拉并越过头顶，双腿交替抬高。

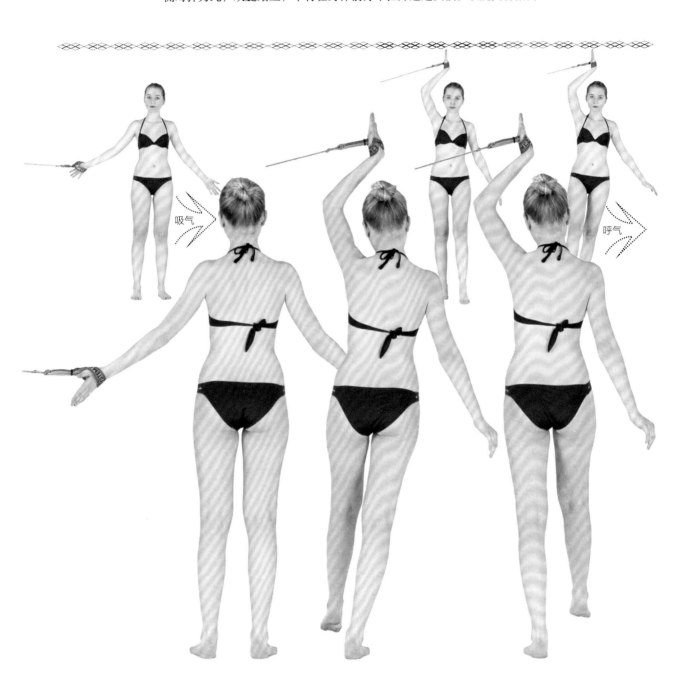

初始体位

◎ 侧对弹力绳，放松站立；
◎ 双腿伸直；
◎ 左臂自然伸向侧面；
◎ 吸气。

训练过程

◎ 固定臀部，训练开始，左臂拉至身体前方，并向上超过头顶；
◎ 通过提胯，双腿交替抬高；
◎ 呼气至下腹部。

右臂重复以上运动。

訓练20

原地走，躯干和骨盆反向转动。

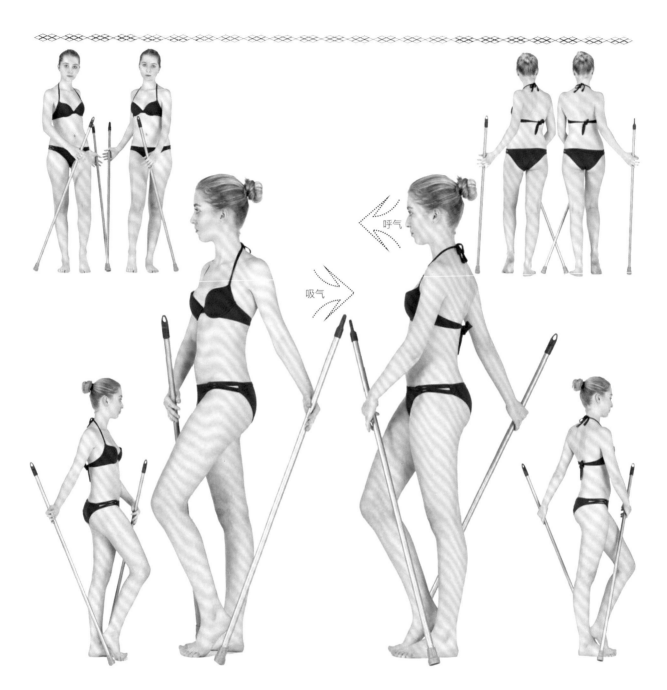

初始体位

◎ 双手持手杖站立；

◎ 右臂向前；

◎ 左腿屈膝；

◎ 胸部与骨盆往相反方向转动；

◎ 呼气。

上下肢左右互换时吸气。

训练过程

◎ 双臂和双腿左右互换位置；

◎ 固定臀部，左肩胛骨向身体中心，即下后方用力，手肘微弯；

◎ 骨盆向前抬；

◎ 肩带与盆带旋转方向相反；

◎ 呼气至下腹部。

训练21

用手杖辅助行走，躯干和骨盆反向转动。

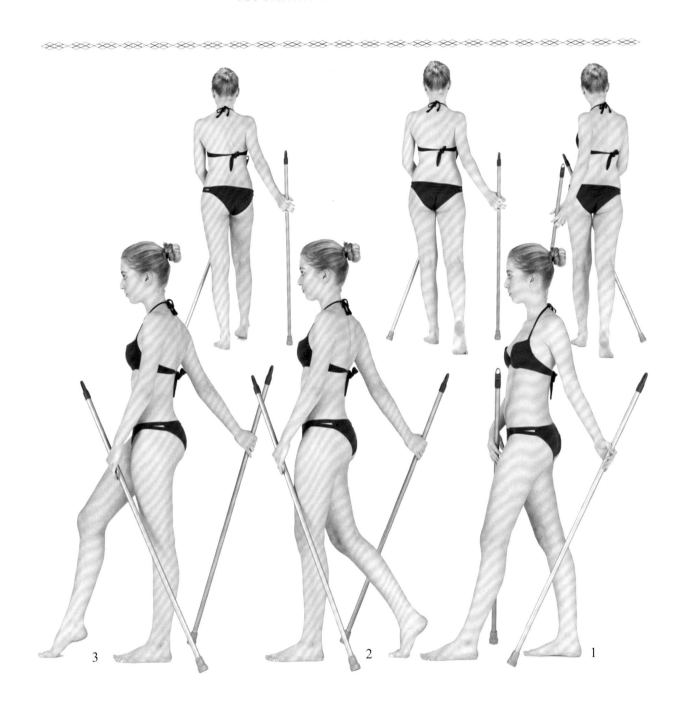

3   2   1

初始体位

◎ 双手持手杖站立；

◎ 右臂和左腿向前（图1）。

训练过程

◎ 将重心转移至左腿；

◎ 固定左臀，同时将骨盆向前抬起；

◎ 右臂向后伸，手肘微弯；

◎ 右肩胛骨向身体中心，即后下方用力（图2）；

◎ 右腿向前伸；

◎ 骨盆与右腿同时旋转；

◎ 肩带相对于盆带做反向旋转（图3）。

第七章
牵伸训练

訓练30

面向练习杆站立，一条腿向前，牵伸背部。

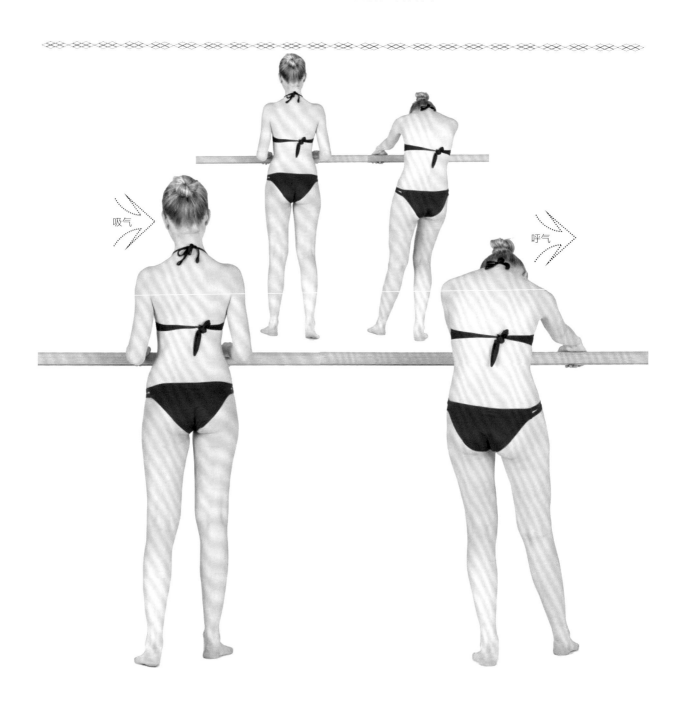

吸气

呼气

初始体位

◎ 面向练习杆，稳定平衡站立姿势；
◎ 右腿向前伸；
◎ 吸气。

训练过程

◎ 胸部中心向后推，骨盆向前移动并抬起；
◎ 背部弓起（形似猫背）；
◎ 左腿膝盖弯曲；
◎ 呼气至下腹部。

换另一侧，重复以上动作。

训练31

side身站到练习杆旁，一条腿向前，挺直成主动的站立姿势。

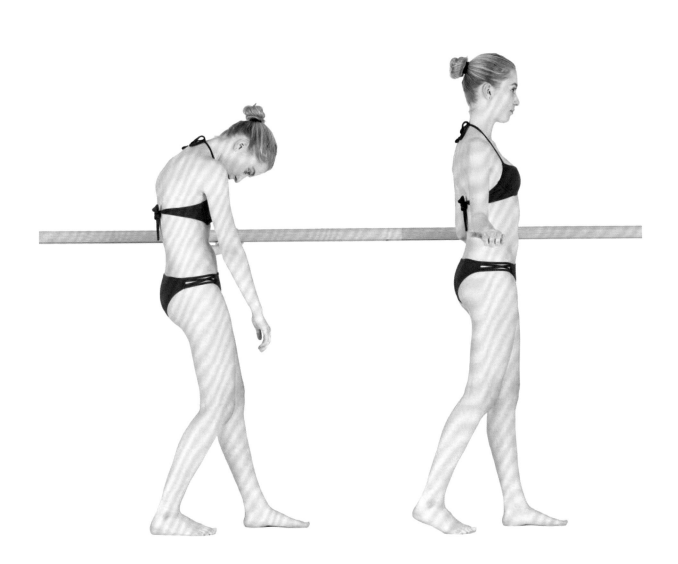

初始体位

◎ 侧身在练习杆旁放松站立；
◎ 左手轻握练习杆；
◎ 背部弓起（形似猫背）；
◎ 左腿向前伸；
◎ 右腿微微弯曲；
◎ 吸气。

训练过程

◎ 重心转移到左腿，固定臀部、端正骨盆和拉直腰椎前凸；
◎ 逐渐形成站立位平衡；
◎ 双肘向后拉到躯干后部；
◎ 动作结束时，掌心向上；
◎ 双侧肩胛骨下部接近脊柱并略微下沉；
◎ 呼气至下腹部。

换另一侧重复以上动作。

訓练32

侧身站在练习杆旁，一条腿向前，挺直成主动站立的姿势，向练习杆方向牵拉。

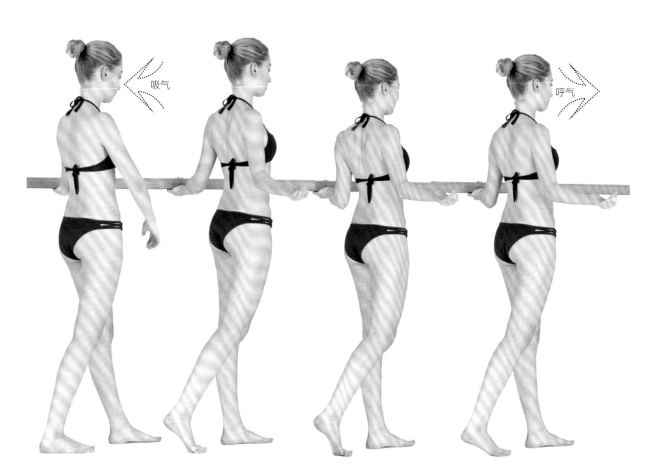

初始体位

◎ 侧身在练习杆旁放松站立；
◎ 左手轻握练习杆；
◎ 左腿向前伸。

训练过程

◎ 重心转移到左腿，固定臀部、端正骨盆和拉直腰椎前凸；
◎ 逐渐形成站立位平衡；
◎ 双肘向后拉到躯干后部；
◎ 动作结束时，右手掌心向上；
◎ 双侧肩胛骨下部接近脊柱并略微下沉；
◎ 从平衡的站立姿势向练习杆方向牵拉，然后返回；
◎ 呼气至下腹部。

换另一侧重复以上动作。

训练33

侧身站到练习杆旁，双腿交叉，骨盆向前向下推动。

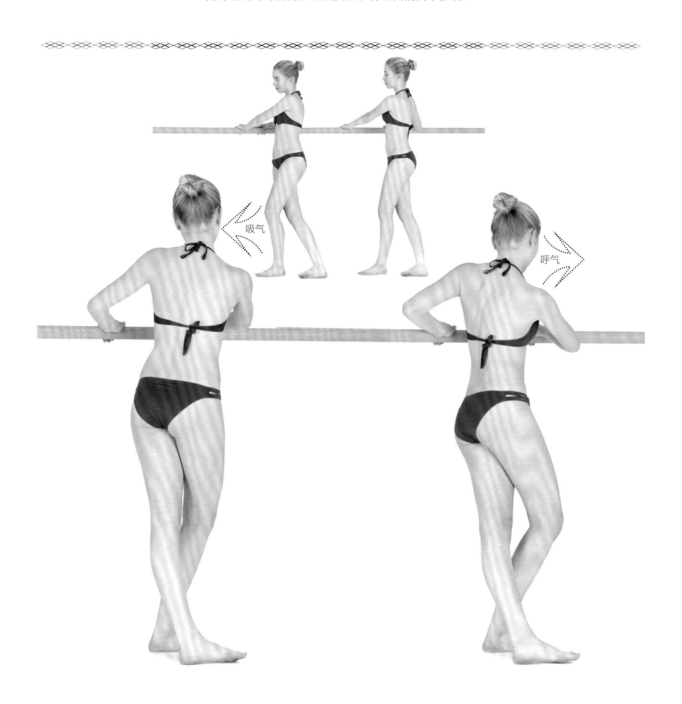

吸气

呼气

初始体位

◎ 侧身在练习杆旁放松站立；
◎ 两手紧握练习杆；
◎ 双腿交叉；
◎ 吸气。

训练过程

◎ 左侧臀部固定，骨盆向前向下推；
◎ 呼气。

换另一侧重复以上动作。

第八章
训练矫正和辅助

训练1

坐位，面向弹力绳，双臂向后拉，由治疗师矫正。

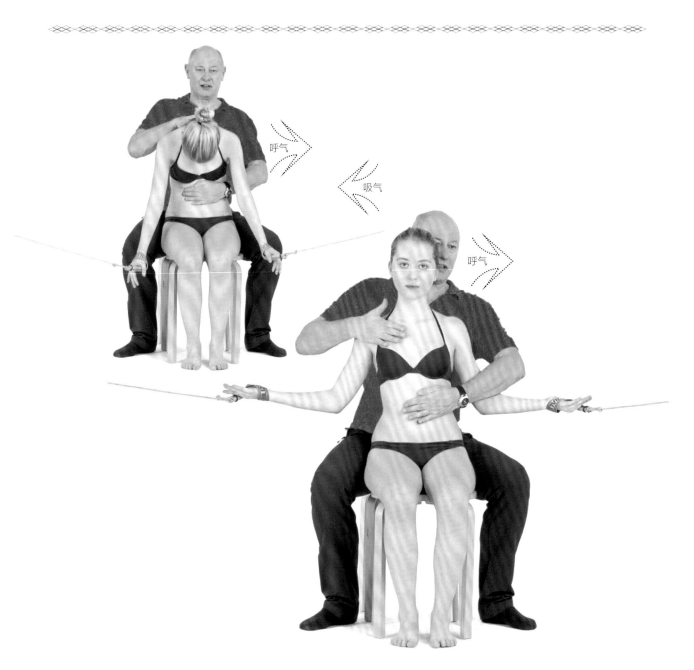

初始体位——矫正

◎ 面向弹力绳，放松坐姿；

◎ 背部弓起（形似猫背）；

◎ 腿与地板垂直；

◎ 呼气。

治疗师：

◎ 坐在患者后面；

◎ 用左手稳定患者的下肋骨；

◎ 右手放在患者上胸椎上，将其伸展成后凸曲线；

◎ 患者在训练开始时吸气。

训练过程——矫正

◎ 训练开始时，固定臀部、端正骨盆并拉直腰椎前凸；

◎ 坐位平衡；

◎ 双肘向后拉至躯干后部；

◎ 动作结束时，掌心朝上；

◎ 肩胛骨下部接近脊柱，并略微下沉；

◎ 呼气至下腹部。

治疗师：

◎ 用一只手刺激腹部，稳定下肋骨；用另一只手向后拉患者的肩膀。

训练1

面向弹力绳站立，双臂向后拉，由治疗师矫正。

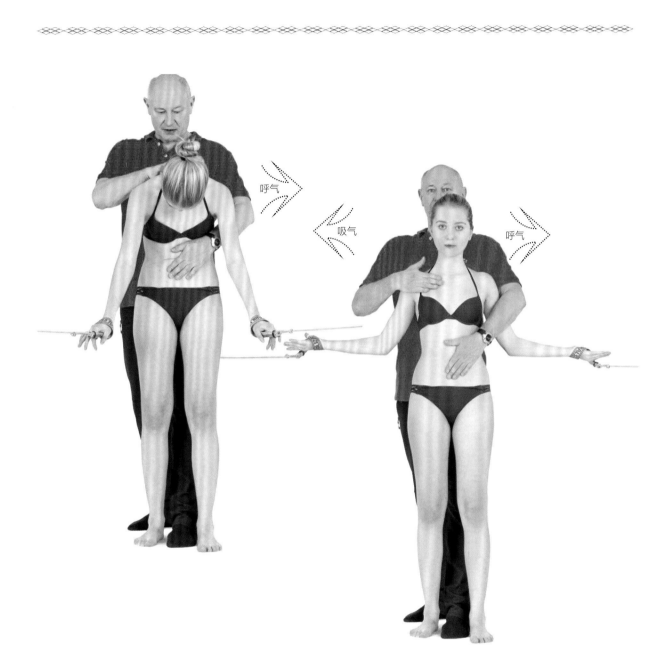

呼气　吸气　呼气

初始体位——矫正

　　◎ 放松站立，面对弹力绳；
　　◎ 背部弓起（形似猫背）；
　　◎ 双腿略微弯曲；
　　◎ 呼气。
治疗师：
　　◎ 站在患者身后；
　　◎ 用左手稳定患者的下肋骨；
　　◎ 右手放在患者上胸椎上，将其伸展成后凸曲线；
　　◎ 患者在训练开始时吸气。

训练过程——矫正

　　◎ 训练开始时，固定臀部、端正骨盆并拉直腰椎前凸；
　　◎ 站立位平衡；
　　◎ 双肘向后拉至躯干后部；
　　◎ 动作结束时，掌心朝上；
　　◎ 肩胛骨下部接近脊柱，并略微下沉；
　　◎ 呼气至下腹部。
治疗师：
　　◎ 用一只手刺激腹部，稳定下肋骨；用另一只手向后拉患者的肩膀。

训练2

侧对弹力绳，双腿站立，单臂侧拉，由治疗师矫正。

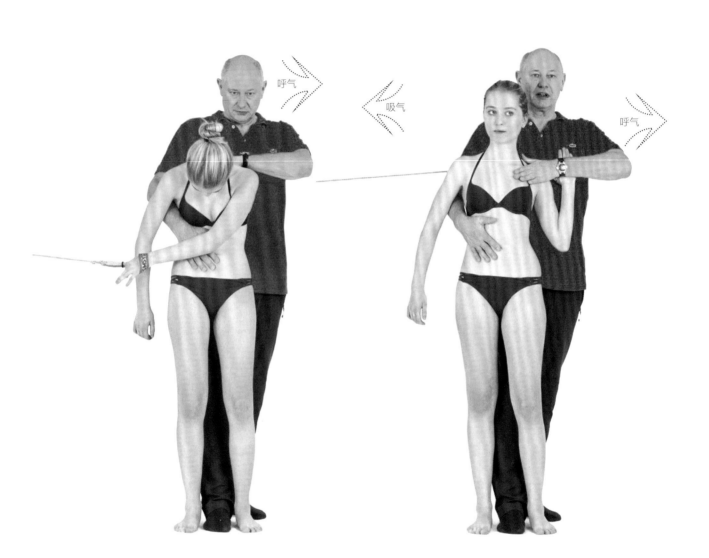

初始体位——矫正

◎ 放松站立，侧对弹力绳；
◎ 背部弓起（形似猫背）；
◎ 双腿略微弯曲；
◎ 呼气。

治疗师：

◎ 站在患者身后；
◎ 用右手稳定下肋骨，刺激腹部；
◎ 左手放在患者上胸椎上，将其伸展成后凸曲线；
◎ 患者在训练开始时吸气。

训练过程——矫正

◎ 训练开始时，固定臀部、端正骨盆并拉直腰椎前凸；
◎ 站立位平衡；
◎ 左臂拉过头顶，向后超出躯干后部，掌心朝上；
◎ 呼气至下腹部。

治疗师：

◎ 右手刺激患者腹部，稳定下肋骨；左手向后拉患者的肩。

训练3

背对弹力绳，双腿站立，双臂向后伸展，由治疗师矫正。

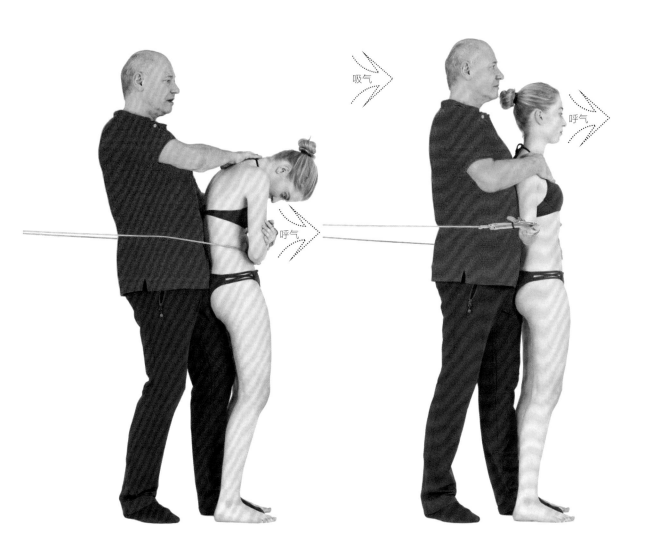

初始体位——矫正

◎ 放松站立，背对弹力绳；

◎ 背部弓起（形似猫背）；

◎ 双腿略微弯曲；

◎ 呼气。

治疗师：

◎ 站在患者身后；

◎ 用左手稳定患者下肋骨；

◎ 右手放在患者上胸椎上，将其伸展成后凸曲线；

◎ 患者在训练开始时吸气。

训练过程——矫正

◎ 训练开始时，固定臀部、端正骨盆并拉直腰椎前凸；

◎ 站立位平衡；

◎ 双肘向后拉至躯干后部；

◎ 动作结束时，掌心朝上；

◎ 肩胛骨下部接近脊柱，并略微下沉；

◎ 呼气至下腹部。

治疗师：

◎ 用一只手刺激患者腹部，稳定下肋骨，另一只手向后拉肩膀；

◎ 双手交替，在另一侧重复矫正。

训练1

双腿站立，双臂向后拉。

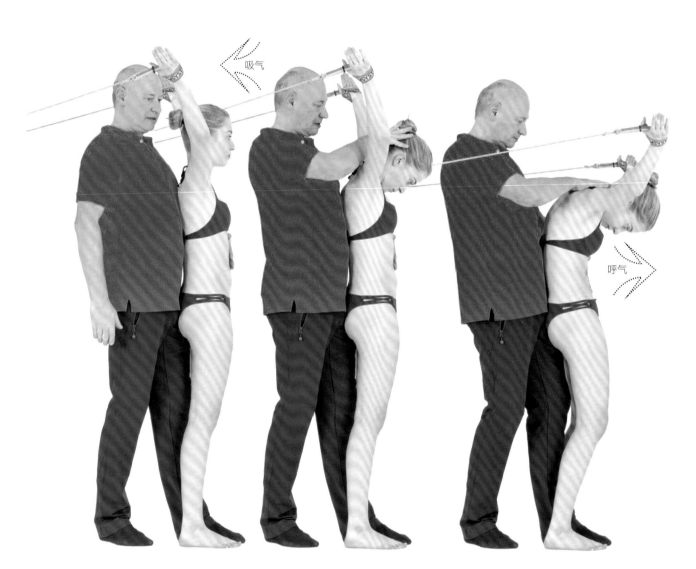

吸气

呼气

初始体位——矫正

  ◎ 放松站立，背对弹力绳；
  ◎ 吸气。

治疗师：

  ◎ 站在患者身后；
  ◎ 用左手稳定患者下肋骨。

训练过程——矫正

  ◎ 训练开始时，固定臀部、端正骨盆并拉直腰椎
    前凸；
  ◎ 站立位平衡；
  ◎ 双臂向后拉，越过头顶；
  ◎ 低头，胸向骨盆方向拉；
  ◎ 背部弓起（形似猫背）；
  ◎ 双臂缓慢向前向下移动；
  ◎ 双腿略微弯曲；
  ◎ 呼气至下腹部。

治疗师：

  ◎ 用左手刺激其腹部，稳定下肋骨；
  ◎ 右手放在患者上胸椎上，将其伸展成后凸曲线。

训练11

面向弹力绳，单腿站立，向后牵拉不同侧的上下肢，由治疗师矫正。

吸气

呼气

初始体位——矫正

◎ 面向弹力绳，放松站立；
◎ 左腿向前；
◎ 右腿在后；
◎ 吸气。

治疗师：

◎ 用右手稳定患者下肋骨，刺激腹部；
◎ 用左手向后拉患者的肩膀。

训练过程——矫正

◎ 训练开始时，固定右臀部、端正骨盆并拉直腰椎前凸；
◎ 站立位平衡；
◎ 右臂向后拉，超出躯干后部；
◎ 右手稍微向外旋转；
◎ 右肩胛骨下部接近脊柱，并略微下沉；
◎ 左腿向后移动，支撑于地面；
◎ 两侧臀部都用力夹紧；
◎ 呼气至下腹部。

治疗师：

◎ 用一只手稳定患者下肋骨，并用手指刺激腹部；
◎ 用另一只手向后拉患者的肩膀。

第九章
手法治疗技术

侧卧位手法治疗技术（一侧下肢悬吊）

腰髂肋肌——按摩、放松、被动牵伸。

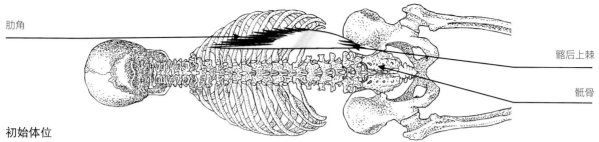

肋角

髂后上棘

骶骨

初始体位

　　治疗师用靠近患者头侧的手臂稳定患者，手指张开，覆于椎骨突起之上。前臂顺贴在患者身体上，臂部用来平衡患者胸部的体位。

　　治疗师用胸部抵住患者的大腿，从而稳定住患者的骨盆。治疗师的腋窝从上方顺贴在患者骨盆上，前臂放在骶骨上，手指轻轻地放在腰髂肋肌的表面。

　　当治疗师的小指放于椎骨棘突的位置时，中指处即为扳机点，扳机点的肌纤维朝向肩胛骨。手指不要弯曲。患者吸气。

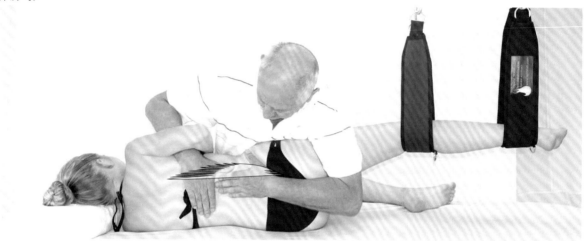

治疗过程

　　治疗师靠近患者头部的手臂稳定，保持原位不动（固定点）。治疗师把身体的重量传递到患者的骨盆，均匀地向足侧推动骨盆（移动点）。治疗师通过伸展右腿为推动骨盆加力。患者骨盆保持住，不要前后倾斜，不要旋转。通过向足侧推移骨盆，开始对腰髂肋肌按摩。患者缓慢呼气。放松，再次牵伸，重复6次。在动作结束时，停顿3秒。

　　等长收缩后放松。持续牵伸并让患者吸气，此动作可产生反压。患者呼气的同时使身体放松，然后进行下一步的牵伸过程。整个过程重复3次。以上的治疗手法可牵伸腰椎间盘、椎间关节及打开椎间孔，拉直腰椎前凸和脊柱侧弯。

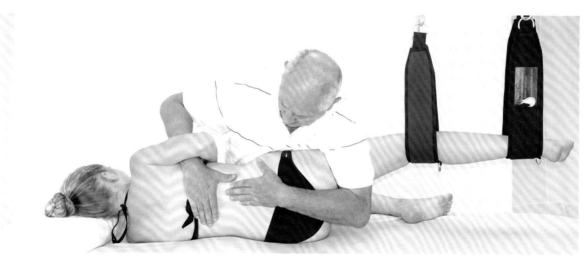

侧卧位手法治疗技术（一侧下肢悬吊）

前锯肌——按摩、放松、被动牵伸。

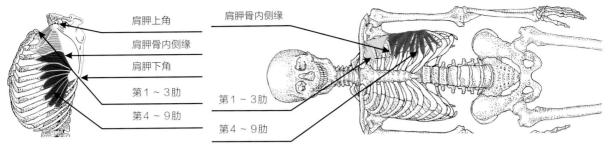

肩胛上角　　肩胛骨内侧缘

肩胛骨内侧缘

肩胛下角

第1～3肋　　第1～3肋

第4～9肋　　第4～9肋

初始体位

治疗师跪在患者身后，并用左腿稳定患者躯干（固定点）。左手掌放在患者肩部，手指朝向背侧（朝后）；右手手指和手掌从后面顶住患者肩胛骨。患者吸气。

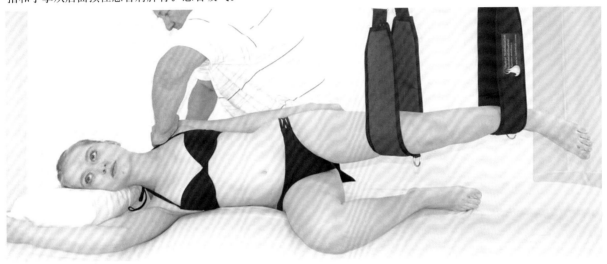

治疗过程

治疗师将身体的重量移至左臂，使患者肩胛骨向后伸（移动点）。这个动作可以牵伸患者的前锯肌，按摩前锯肌和肩胛下肌，患者缓慢呼气。放松，再牵伸，重复6次。在动作结束时，停顿3秒。

等长收缩后放松。持续牵伸并让患者吸气。患者呼气时，完成下一步牵伸。此过程重复3次。

以同样的方式，手法治疗第3～5肋。这种手法牵伸了前锯肌和肩带前面的其他肌，为患者在训练过程中能够完成适度范围的后伸肩胛骨动作做好了准备。

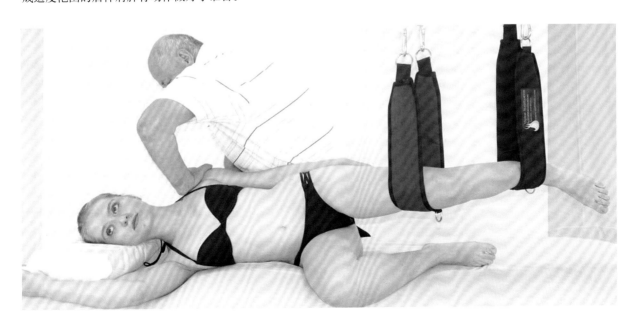

侧卧位手法治疗技术（一侧下肢悬吊）

股直肌——牵伸。

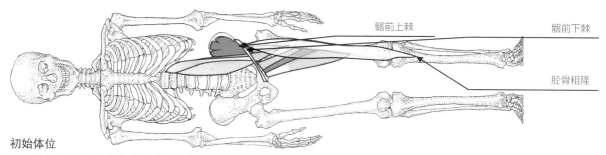

髂前上棘 髂前下棘

胫骨粗隆

初始体位

    治疗师跪在患者身后，面向骨盆，用右腿稳定患者的躯干和骨盆（固定点）。右手掌放在患者的髂前上棘上，手指不能弯曲，并且尽可能地覆盖较大范围。左手握着患者膝盖，患者的小腿靠在治疗师的前臂上，腿水平放置。患者吸气。

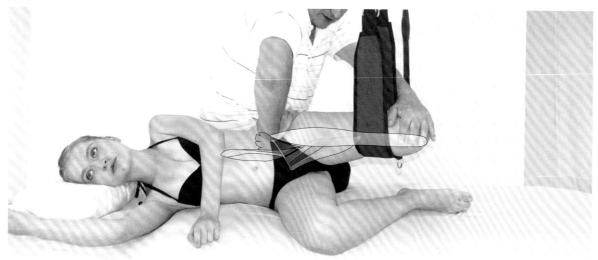

治疗过程

    治疗师将身体重量移向右臂，从前面稳定患者的骨盆（固定点）；用左臂向后拉患者的大腿，牵伸股直肌。患者缓慢呼气。放松，再牵伸，重复6次。在动作结束时，停顿3秒。

    等长收缩后放松。持续牵伸，患者吸气，此动作可产生反压。患者呼气时，完成下一步牵伸。整个过程重复3次。

    交互抑制。在被动牵伸末，嘱患者收臀，主动向后移动（向后迈步），这可使髋关节伸展增加5～10cm。此处臀大肌是主动肌，而被抑制的股直肌是拮抗肌。这种治疗手法牵伸了股直肌和盆带前面的其他肌肉，为患者在训练过程中大腿能够向后进行适度范围的伸展做好了准备。

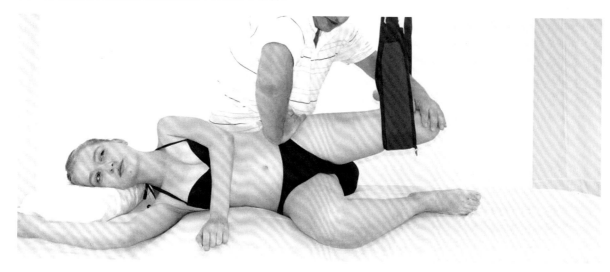

仰卧位手法治疗技术（悬吊）

腰方肌——按摩、放松、被动牵伸。

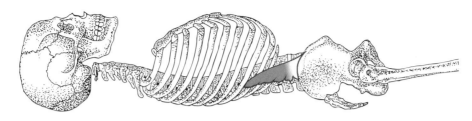

初始体位

头部稳定。患者仰卧于垫子上，固定点。

足部稳定。双侧小腿和骨盆下部分别悬吊，依靠重力牵伸腰椎。治疗师的膝和身体侧面靠在患者髋关节的部位，用右手稳定下肋骨，左手和左前臂稳定骨盆。

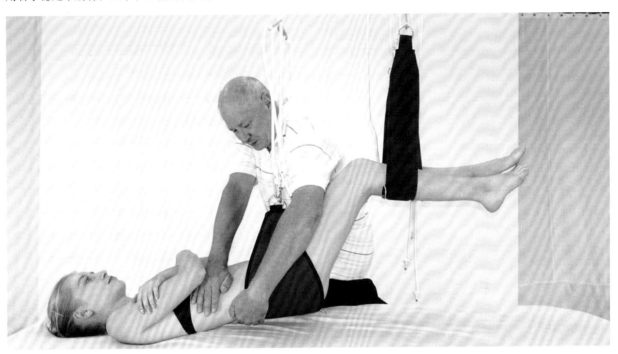

治疗过程

治疗师用左手和左前臂把患者的骨盆向足侧牵拉，并将骨盆向治疗师所在方向旋转。治疗师的身体侧面为移动提供支撑。

此操作手法可牵伸腰方肌、腰髂肋肌和多裂肌。

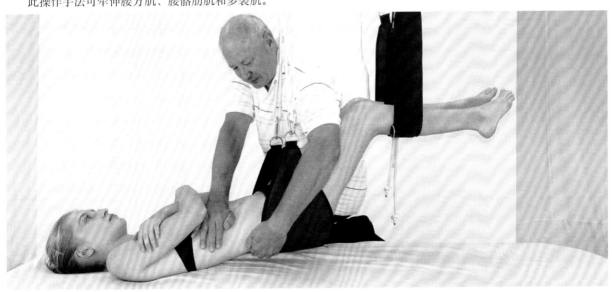

螺旋肌肉链

PM（胸大肌）螺旋肌肉链

SA（前锯肌）螺旋肌肉链

TR（斜方肌）螺旋肌肉链

LD（背阔肌）螺旋肌肉链

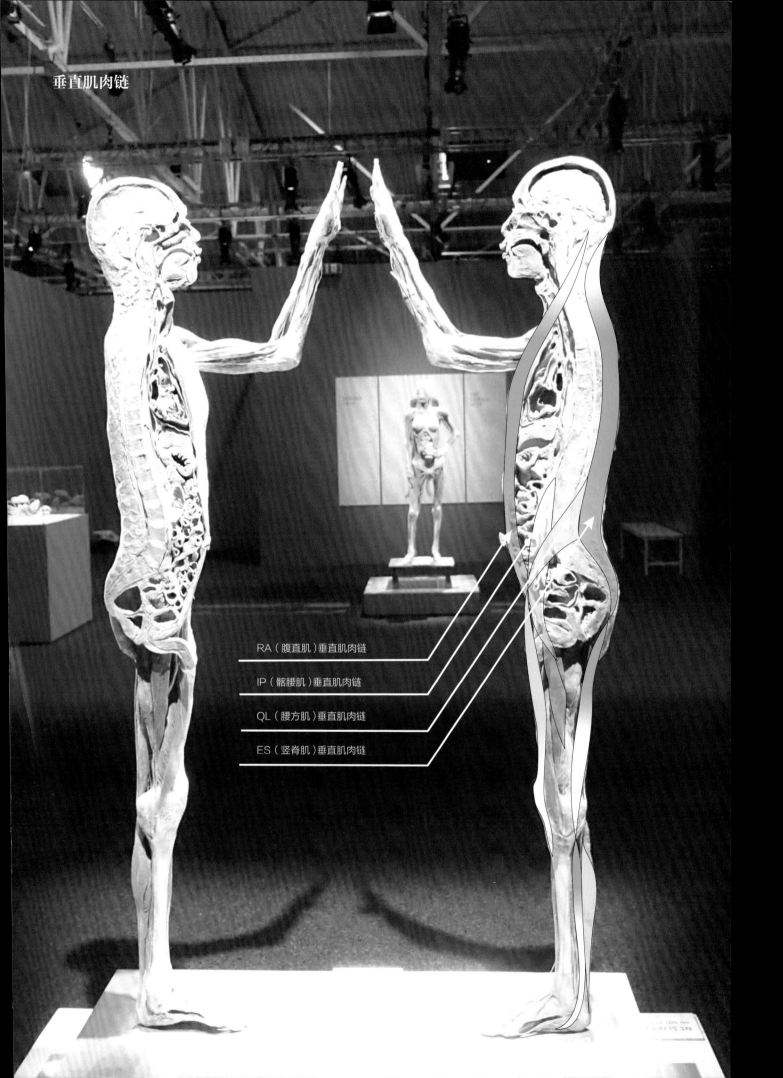

垂直肌肉链

RA（腹直肌）垂直肌肉链

IP（髂腰肌）垂直肌肉链

QL（腰方肌）垂直肌肉链

ES（竖脊肌）垂直肌肉链

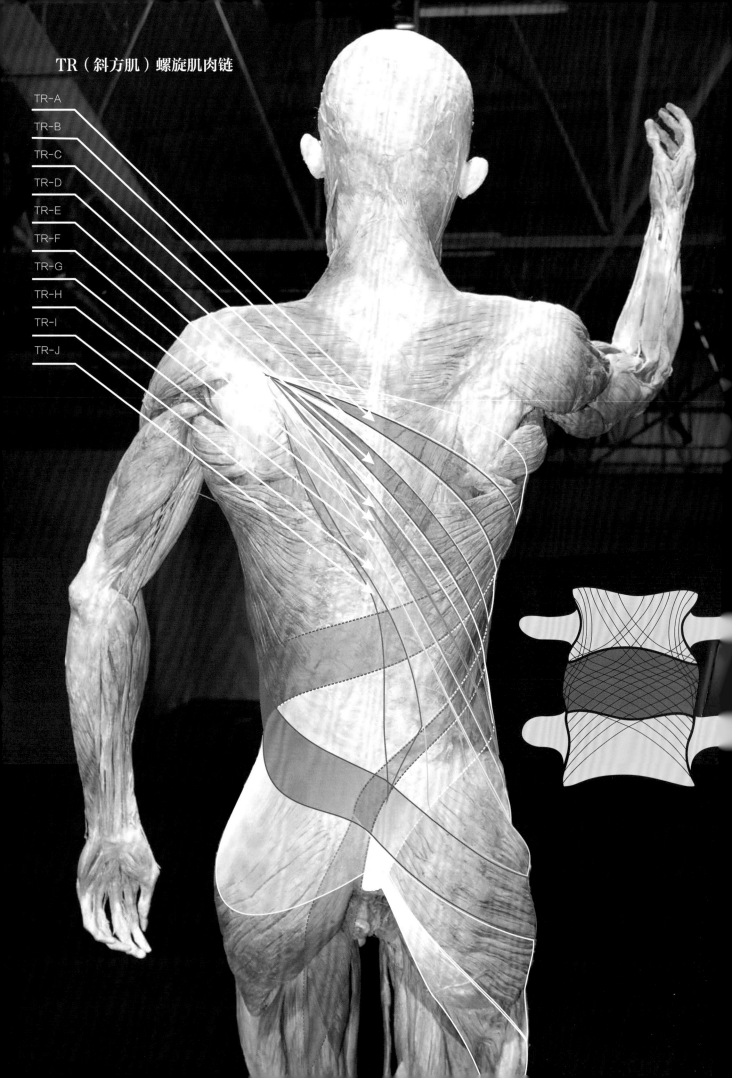

TR（斜方肌）螺旋肌肉链

TR-A
TR-B
TR-C
TR-D
TR-E
TR-F
TR-G
TR-H
TR-I
TR-J

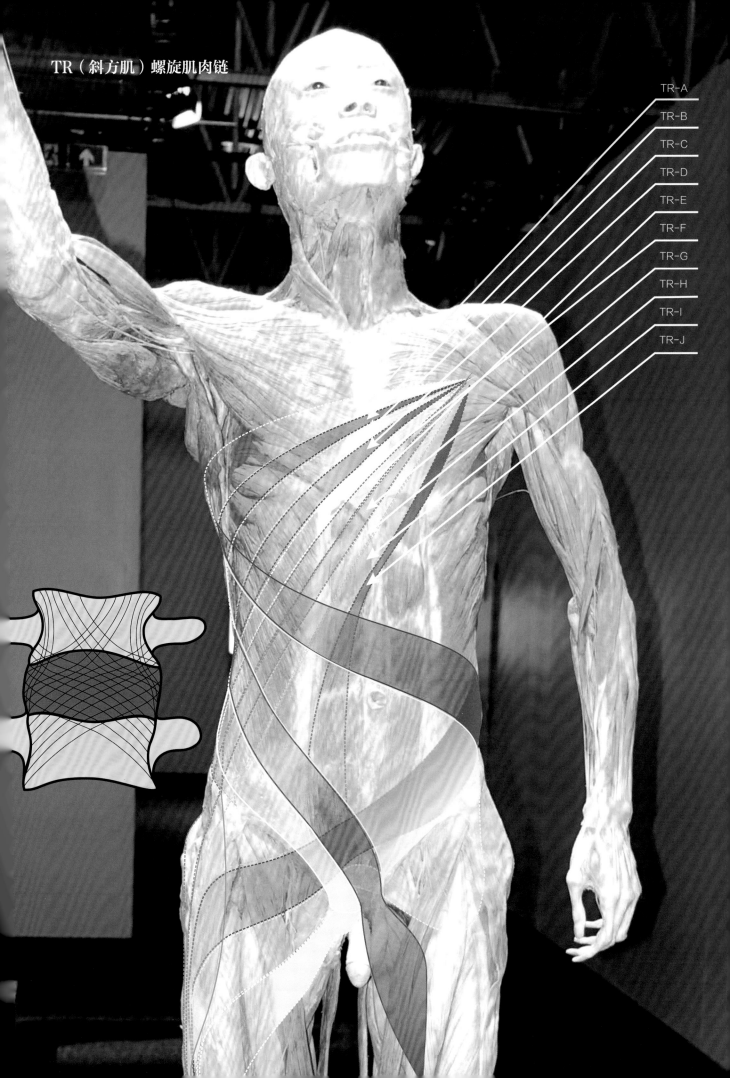

TR（斜方肌）螺旋肌肉链

TR-A
TR-B
TR-C
TR-D
TR-E
TR-F
TR-G
TR-H
TR-I
TR-J

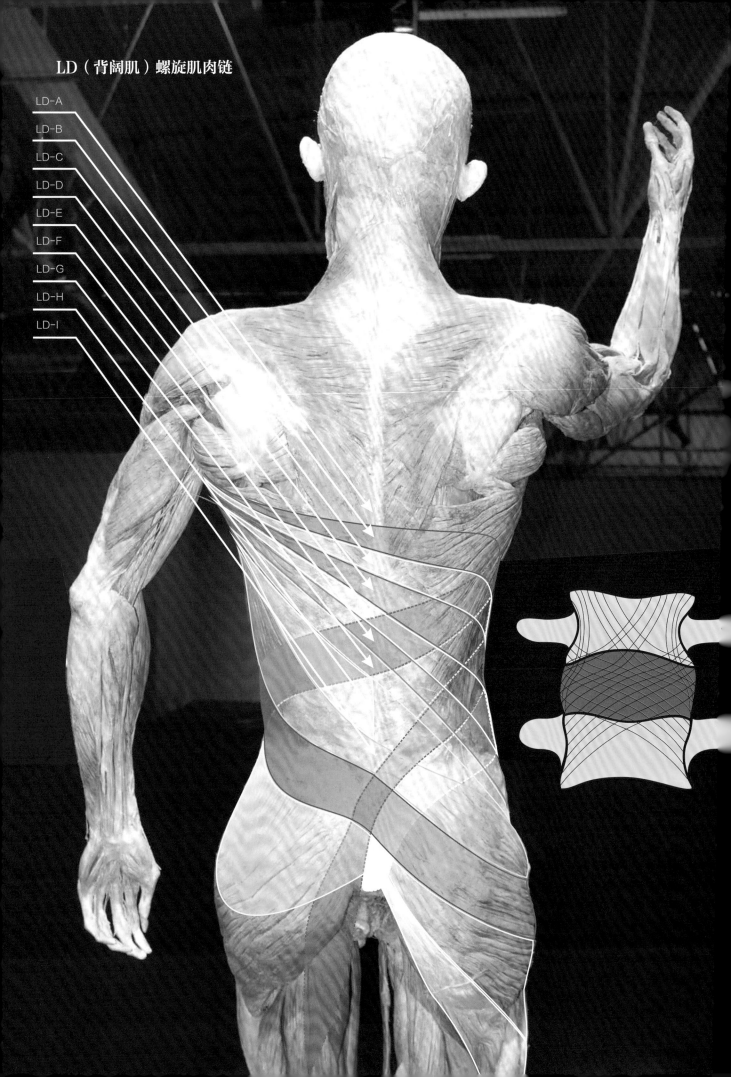

LD（背阔肌）螺旋肌肉链

LD-A
LD-B
LD-C
LD-D
LD-E
LD-F
LD-G
LD-H
LD-I

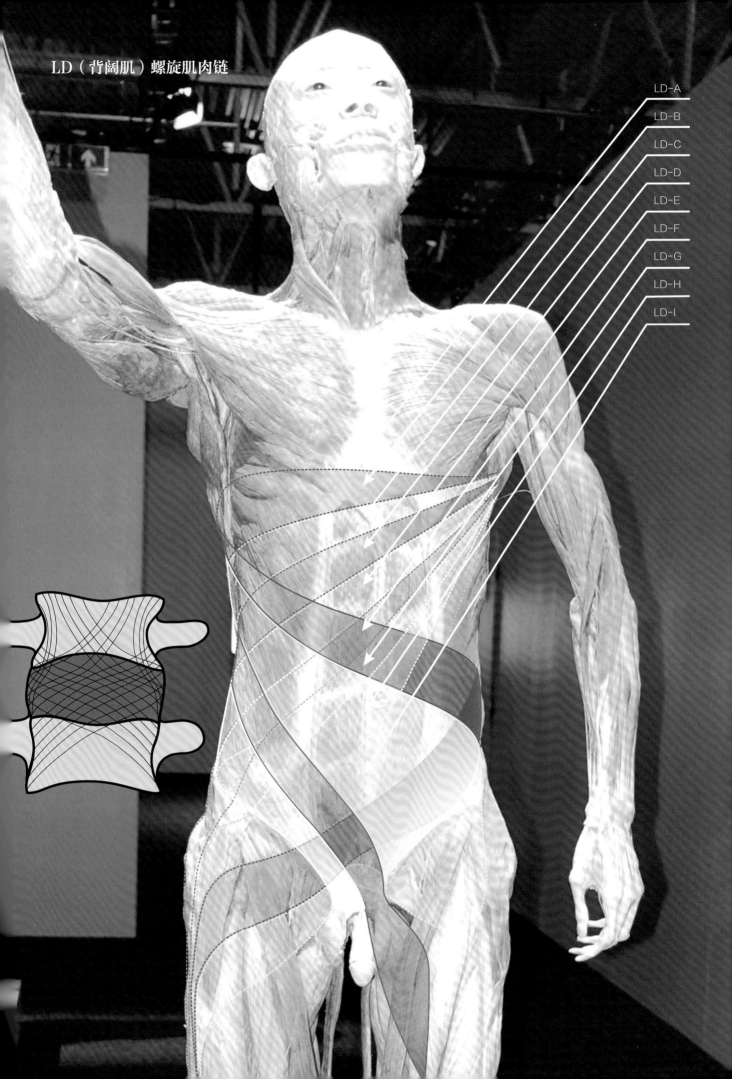

LD（背阔肌）螺旋肌肉链

LD-A
LD-B
LD-C
LD-D
LD-E
LD-F
LD-G
LD-H
LD-I

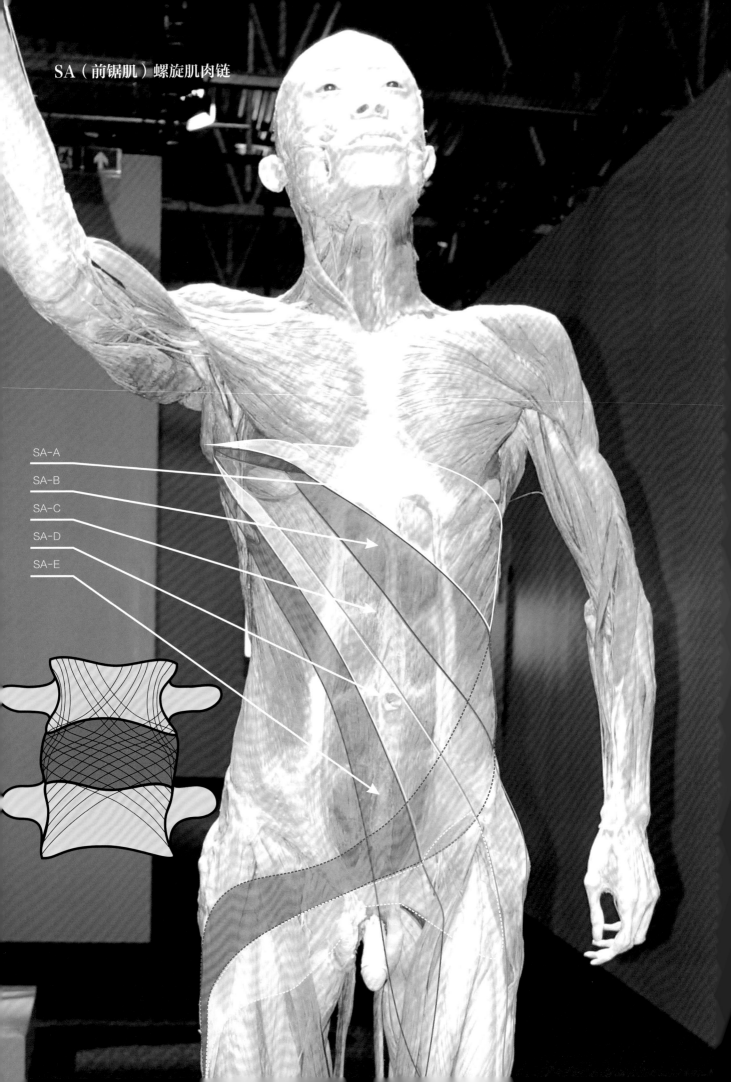

SA（前锯肌）螺旋肌肉链

SA-A

SA-B

SA-C

SA-D

SA-E

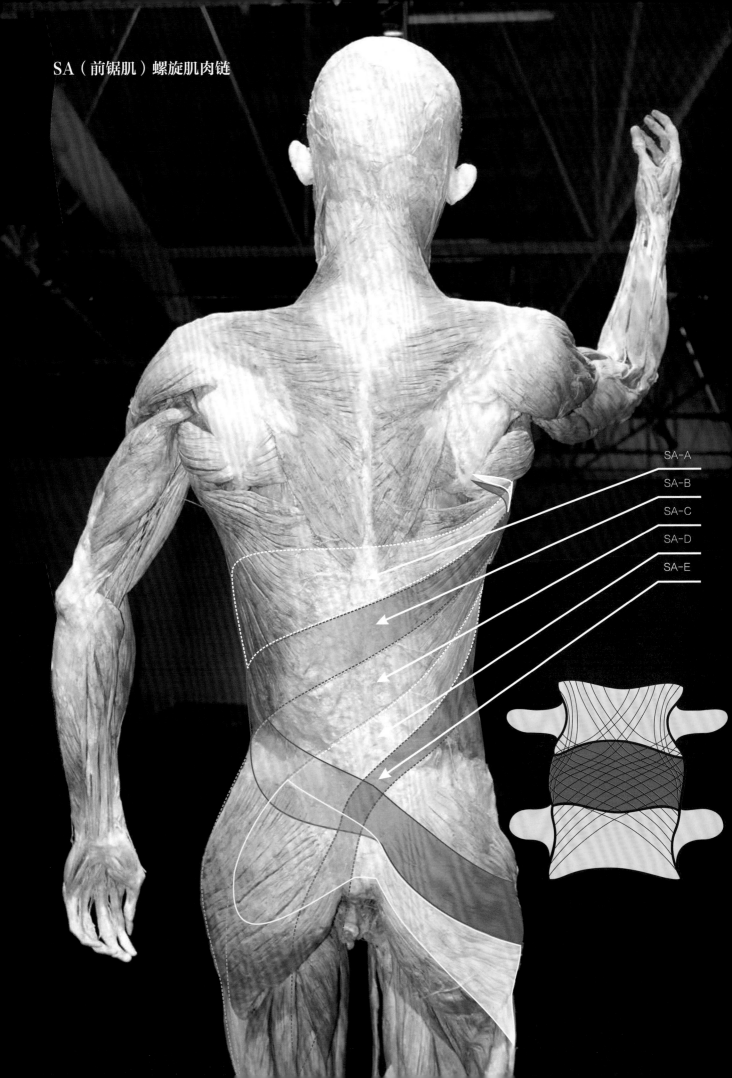

SA（前锯肌）螺旋肌肉链

SA-A
SA-B
SA-C
SA-D
SA-E

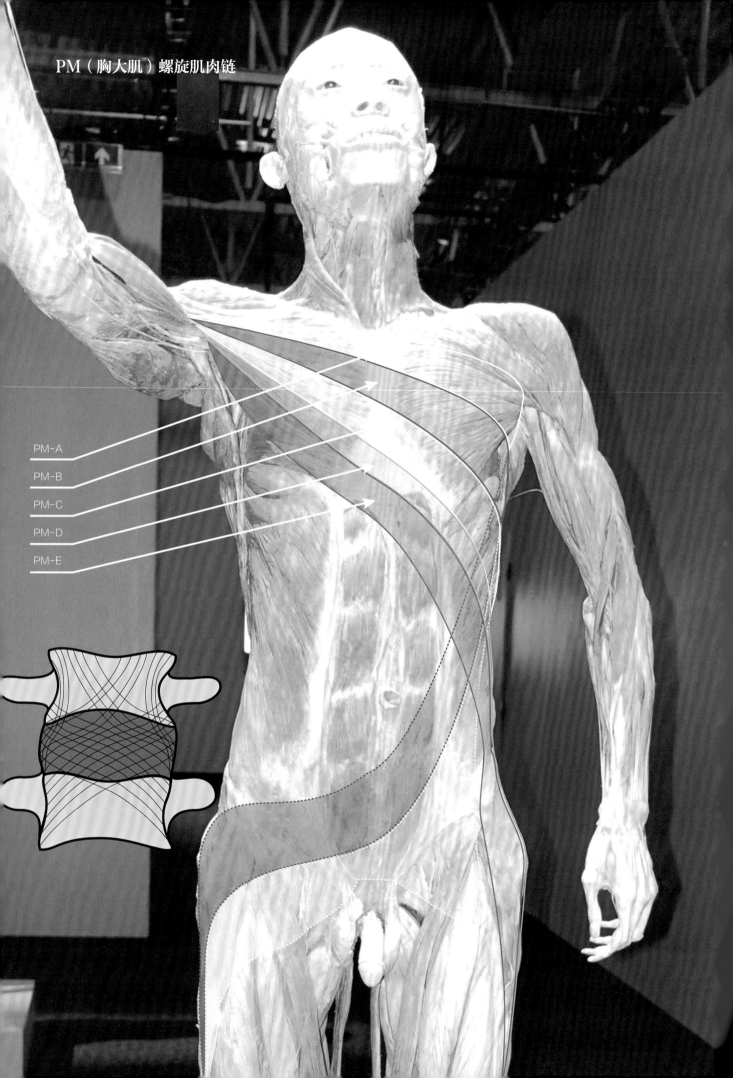

PM（胸大肌）螺旋肌肉链

PM-A
PM-B
PM-C
PM-D
PM-E

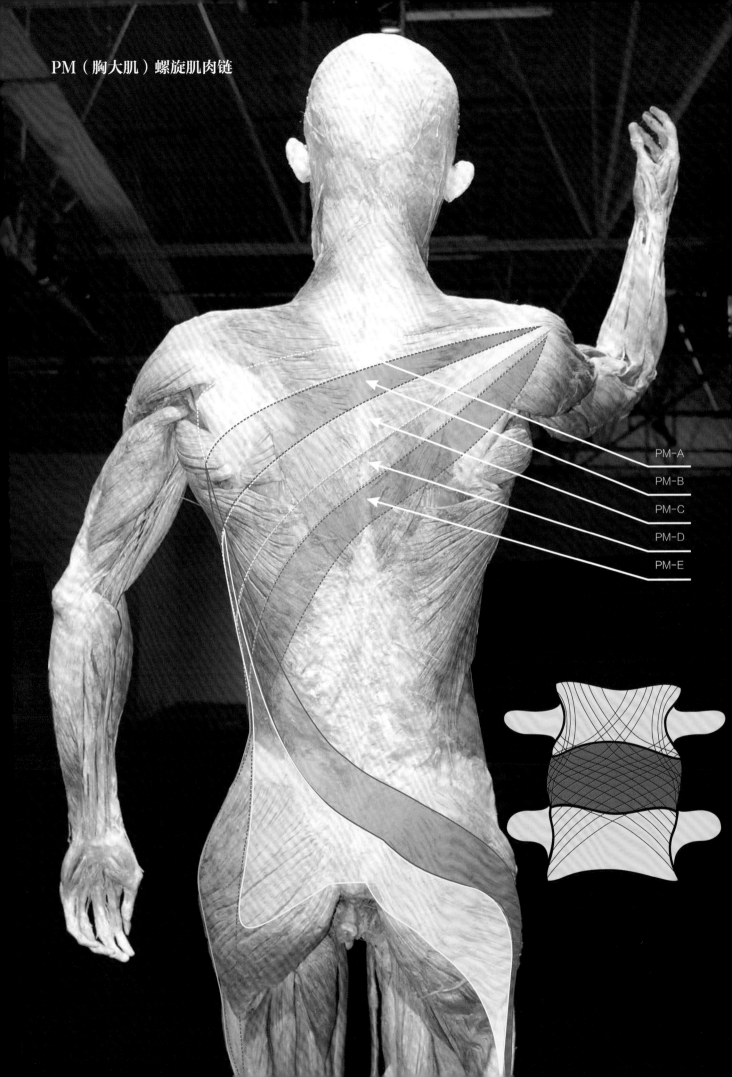

PM（胸大肌）螺旋肌肉链

PM-A
PM-B
PM-C
PM-D
PM-E

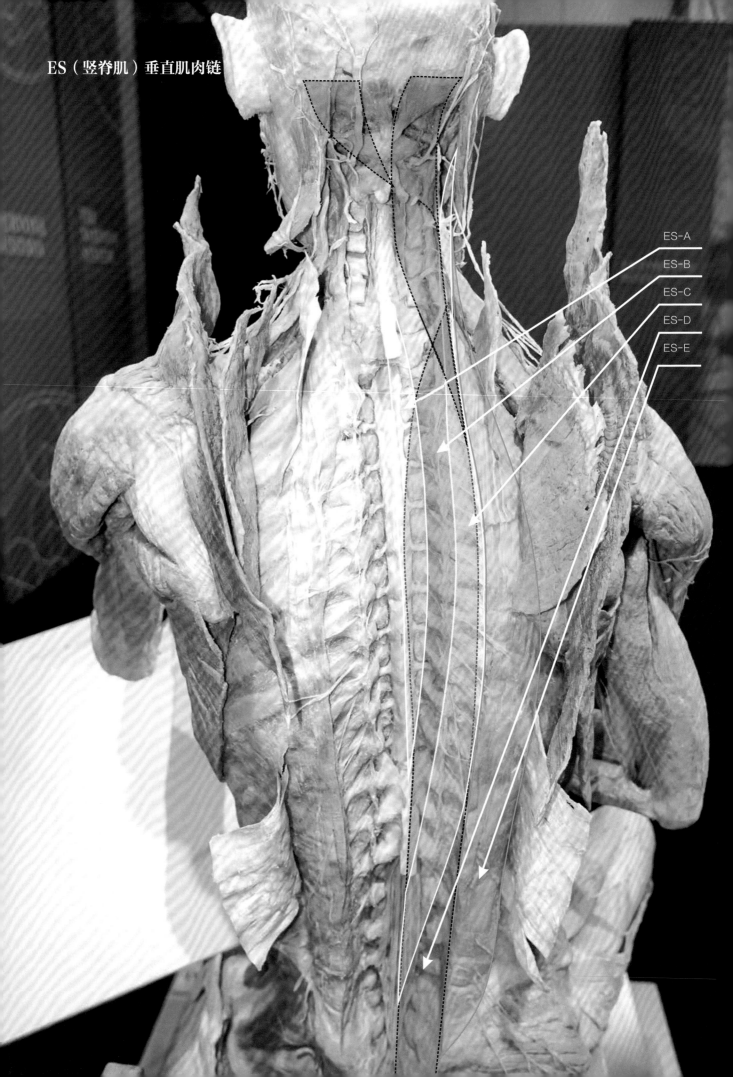

ES（竖脊肌）垂直肌肉链

ES-A
ES-B
ES-C
ES-D
ES-E

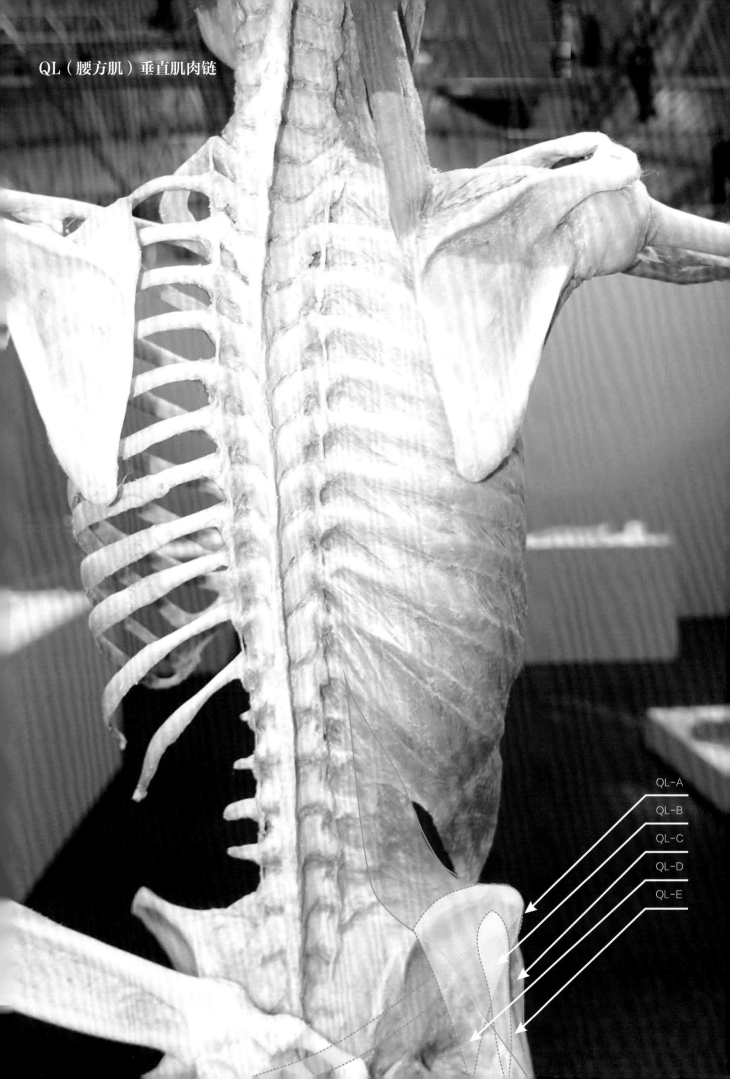

QL（腰方肌）垂直肌肉链

QL-A
QL-B
QL-C
QL-D
QL-E

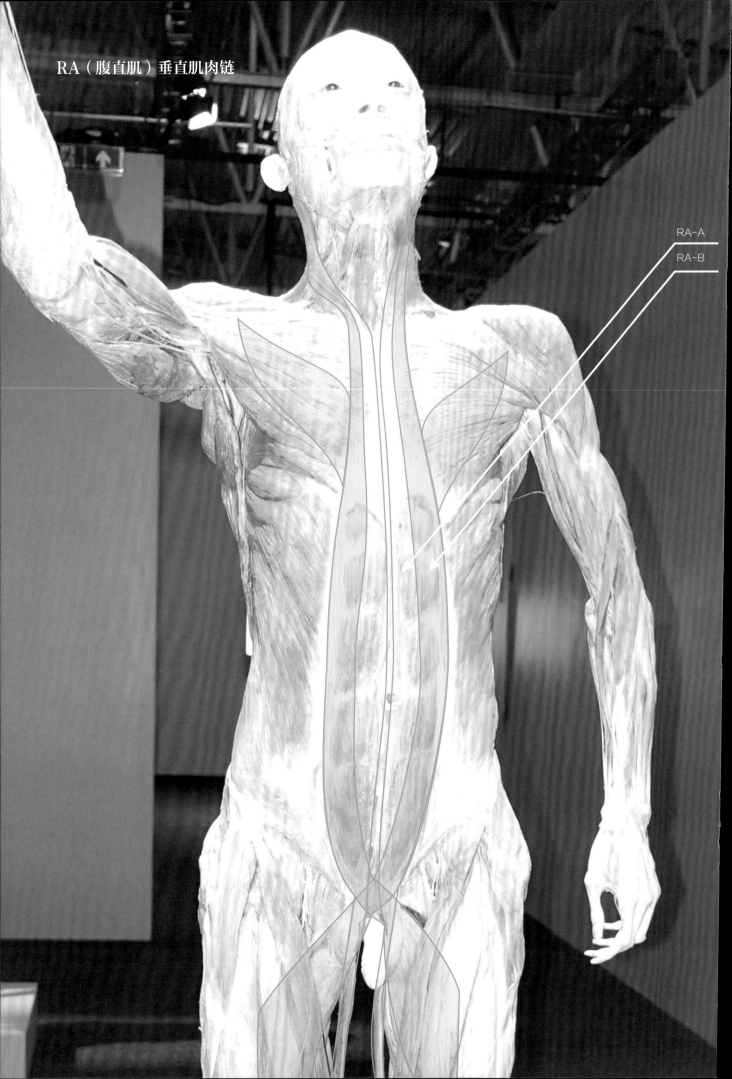

RA（腹直肌）垂直肌肉链

RA-A
RA-B

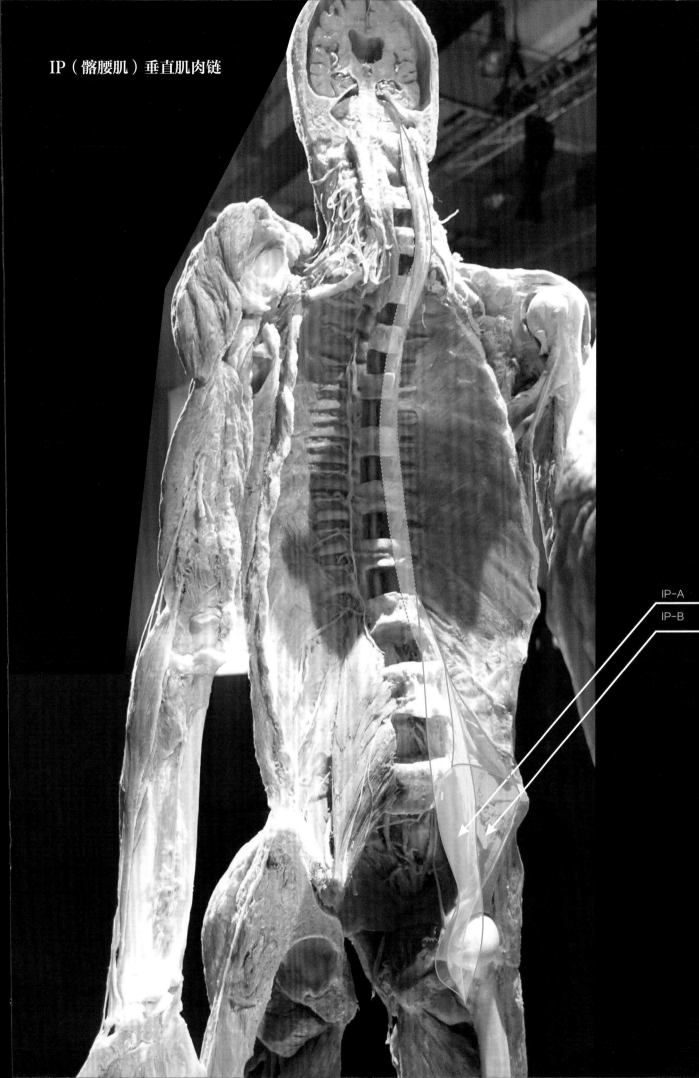

IP（髂腰肌）垂直肌肉链

IP-A

IP-B

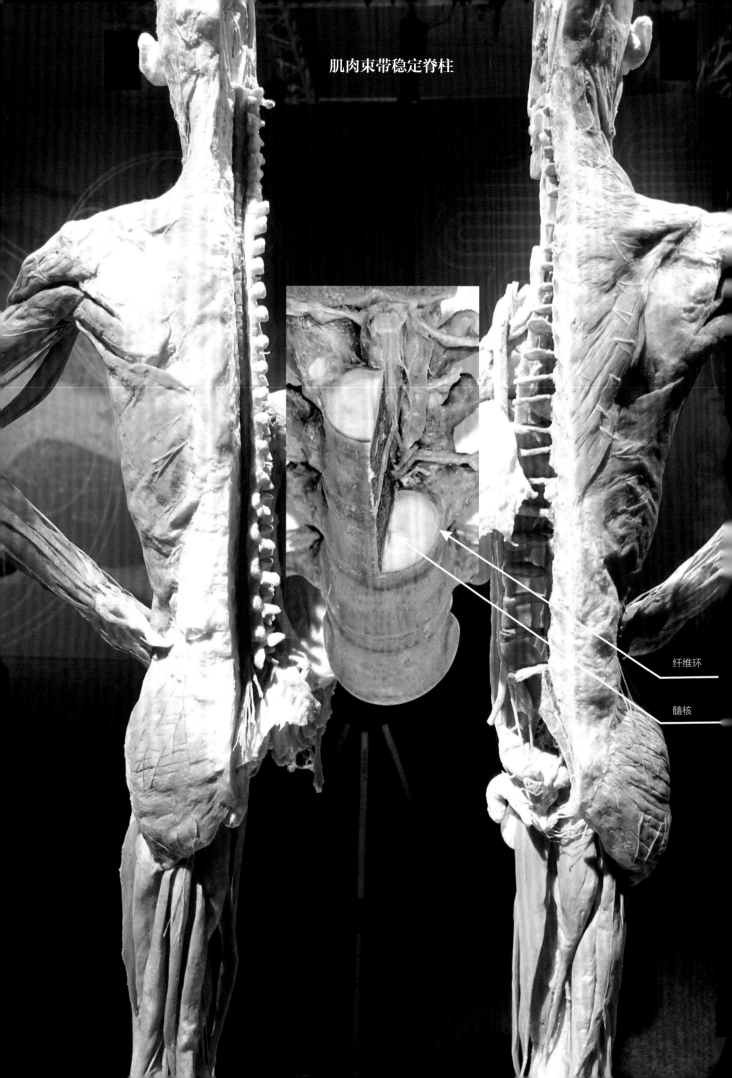

肌肉束带稳定脊柱

纤维环

髓核

腹部斜肌和纤维环纤维方向完全相同

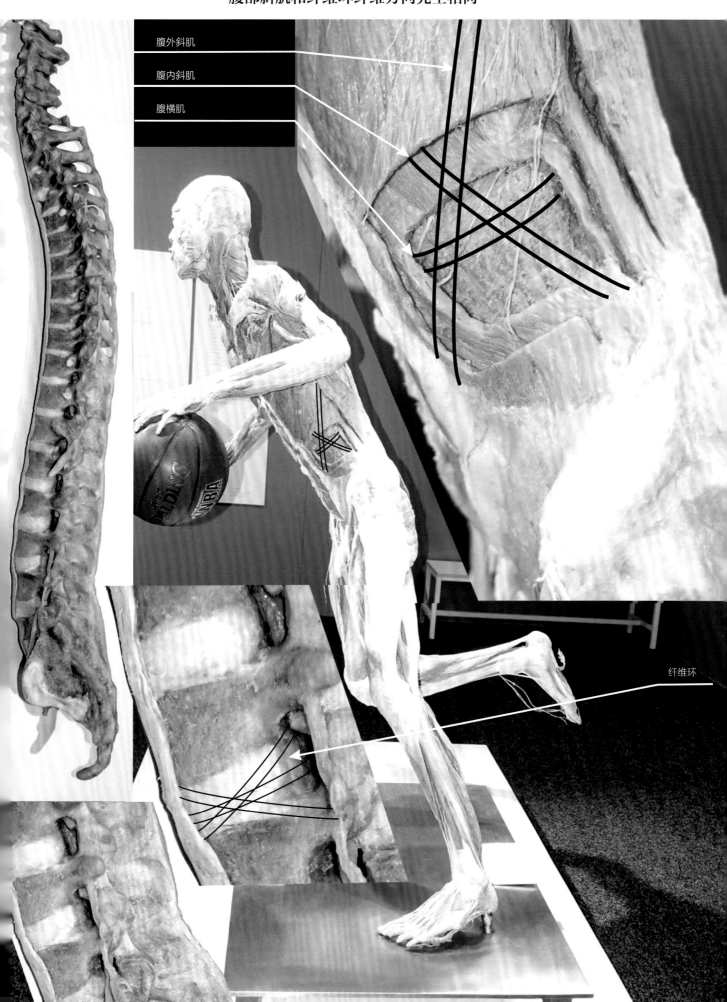

腹外斜肌

腹内斜肌

腹横肌

纤维环

版权贸易合同登记号　图字：01-2020-1407

图书在版编目（CIP）数据

螺旋肌肉链训练：治疗脊柱侧弯、过度前后凸和姿势不正/（捷克）理查德·施米西科等著；隋鸿锦，于胜波，李哲主译.
北京：电子工业出版社，2020.5
书名原文：Scoliosis
ISBN 978-7-121-38826-2

Ⅰ.①螺… Ⅱ.①理… ②隋… ③于… ④李… Ⅲ.①椎间盘突出－康复训练 ②脊柱畸形－康复训练
Ⅳ.①R681.509 ②R682.109

中国版本图书馆CIP数据核字（2020）第047398号

责任编辑：郝喜娟
印　　刷：北京盛通印刷股份有限公司
装　　订：北京盛通印刷股份有限公司
出版发行：电子工业出版社
　　　　　北京市海淀区万寿路173信箱　　邮编：100036
开　　本：880×1230　1/16　印张：9.25　字数：296千字
版　　次：2020年5月第1版
印　　次：2022年6月第7次印刷
定　　价：80.00元

凡所购买电子工业出版社图书有缺损问题，请向购买书店调换。若书店售缺，请与本社发行部联系，联系及邮购电话：（010）88254888，88258888。

质量投诉请发邮件至zlts@phei.com.cn，盗版侵权举报请发邮件至dbqq@phei.com.cn。

本书咨询联系方式：haoxijuan@phei.com.cn。